# DE LA LITHOTRITIE,

OU

## BROIEMENT DE LA PIERRE

DANS LA VESSIE.

PARIS, IMPRIMERIE DE COSSON,
RUE SAINT-GERMAIN-DES-PRÉS, N° 9.

# DE LA
# LITHOTRITIE,

## OU

## BROIEMENT DE LA PIERRE

### DANS LA VESSIE ;

### PAR LE DOCTEUR CIVIALE.

AVEC CINQ PLANCHES.

*Ouvrage dédié et présenté au Roi.*

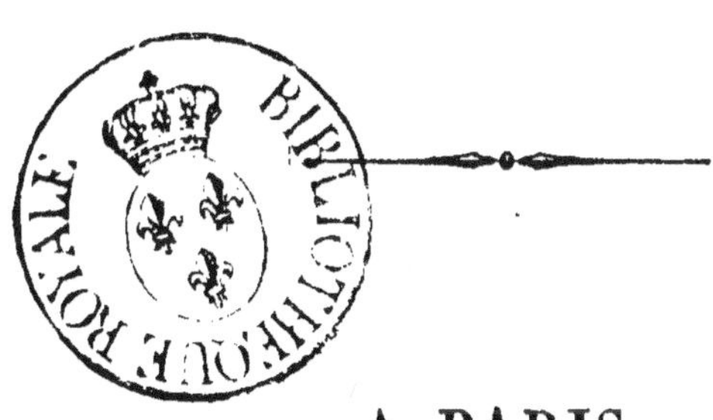

## A PARIS,

CHEZ BÉCHET JEUNE, LIBRAIRE,

PLACE DE L'ÉCOLE DE MÉDECINE, N° 4 ;

ET AILLAUD, LIBRAIRE, QUAI VOLTAIRE, N° 11.

1827.

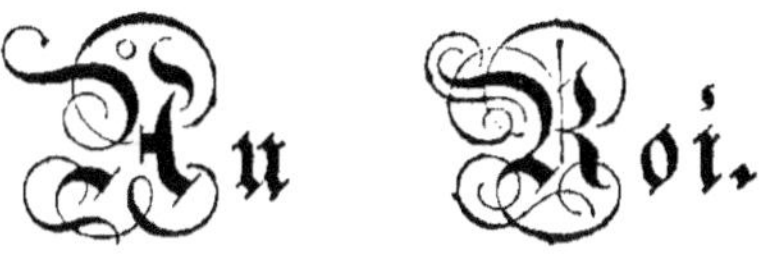

# Au Roi.

Sire,

La science que cultivèrent les
Ambroise Paré, les La Peyronie, fut
toujours protégée par les Monarques de
la France. Votre Majesté m'a accordé
la récompense que j'ambitionnais le plus,
en daignant agréer la Dédicace d'un
ouvrage dans lequel j'ai eu pour but de

faire connaître la Lithotritie, découverte nouvelle que l'Académie Royale des Sciences a déclarée glorieuse pour la chirurgie française, et consolante pour l'humanité.

Je suis, avec le plus profond respect,

Sire,

**De Votre Majesté,**

Le très-humble, très-obéissant, et très-fidèle sujet,

CIVIALE.

# PRÉFACE.

De toutes les sciences, il n'en est pas dont la marche ait été plus lente que celle de la chirurgie. Ce n'est que par l'accumulation graduelle des résultats de l'expérience des siècles, qu'elle est parvenue au degré de perfection où elle se trouve maintenant : en effet, la plupart des grandes opérations chirurgicales étaient connues des anciens; les nombreux travaux des modernes leur ont fait subir d'utiles modifications. Mais on n'a pas vu en chirurgie de ces découvertes inopinées qui changent totalement la partie de la science qu'elles embrassent. L'invention de la lithotritie fera, je l'espère, une exception heureuse.

La terrible opération de la taille était la seule et bien déplorable ressource de ceux que tourmente l'existence d'une pierre dans la vessie, et presque tous les travaux des praticiens n'ont eu pour but que de modifier ses procédés opératoires. Divers moyens, il est vrai, furent imaginés pour dissoudre la pierre ; mais leur inefficacité bien constatée les a fait successivement abandonner.

Quelques faits isolés, et pour ainsi dire inaperçus, de longues recherches anatomiques sur l'urètre m'ont conduit à la découverte de la lithotritie.

Dès l'année 1817, j'avais commencé mes travaux pour parvenir à la destruction de la pierre dans la vessie, en y pénétrant par les voies naturelles. Aussi long-temps que ma théorie ne fut pas confirmée par l'expérience, elle se trouva sévèrement repoussée ; mais à la fin la force des faits a triomphé des préventions, et surtout de considérations qui n'avaient rien de scientifique.

En 1824, mes travaux préparatoires sur la lithotritie étaient terminés ; j'en soumis le résultat à l'Académie royale des sciences. Ses commissaires, MM. Chaussier et Percy, signalèrent dans leur rapport toute l'importance de cette découverte chirurgicale, à laquelle ils attachèrent mon nom.

Ils avaient cependant pensé qu'un grand nombre de faits devenaient nécessaires pour confirmer leur jugement. Depuis ce temps, des applications fréquentes de ma méthode m'ont mis à même de remplir l'attente de ces savans; et en 1826, l'Académie m'a accordé, à titre d'encouragement, une somme de six mille francs.

A peine la nature de mes travaux fut-elle connue que quelques personnes cherchèrent à s'approprier l'idée primitive, et à fixer sur elles l'attention publique, au moyen d'une triste polémique.

Il est malheureusement trop vrai que l'on commence toujours par repousser les découvertes nouvelles, et qu'on cherche ensuite à en dépouiller les auteurs. Malgré sa haute utilité, la lithotritie ne devait pas échapper a cette affligeante épreuve. Mais comme tous les moyens employés sont maintenant appréciés à leur juste valeur, je me bornerai à en signaler un ici.

Le docteur Gruithuisen avait, il y a quelques années, entrevu la possibilité de broyer la pierre dans la vessie; mais il n'a obtenu aucun résultat. « Son projet, tout entier » en théorie et en spéculations, n'a jamais » eu le moindre commencement d'exécution ni dans ses instrumens ni dans son » emploi (1). » Les idées de ce savant restaient donc stériles pour la science et l'humanité; et cependant on a imprimé à Paris, que le docteur Gruithuisen était le SEUL AUTEUR de la lithotritie. N'est-il pas déplorable que des médecins français cherchent, par des vues personnelles, à ravir à la chirurgie française l'honneur d'une découverte que l'étranger lui - même ne lui dispute pas ? C'est en France que la lithotritie a été créée, et que ses succès ont constaté son importance.

En faisant connaître une nouvelle méthode, sa marche et ses résultats, j'ai cru

_______________

(1) Rapport de MM. Chaussier et Percy; il se trouve à la fin de cet ouvrage.

devoir indiquer d'une manière générale les méthodes anciennes qu'elle est destinée à remplacer ; rappeler des faits déjà connus, en tirer des conséquences et comparer les résultats obtenus par l'emploi de la cystotomie, avec ceux que donne la lithotritie.

Il n'y a pas de maladie dont la gravité ait plus fixé l'attention des hommes de l'art que celle résultante de la présence d'un corps étranger dans la vessie. Presque toutes les connaissances qui se rattachent à la physique, à la chimie et à l'histoire naturelle, ont été mises à contribution ; de là cette multitude de moyens dont les effets n'ont jamais répondu à l'attente des praticiens et des malades : je les ai indiqués d'une manière sommaire, et sans entrer dans des discussions, qui m'auraient trop éloigné de l'objet que j'avais en vue.

J'ai dû considérer avec l'attention la plus scrupuleuse, quelles étaient les chances du seul moyen de guérison connu jusqu'à ce jour ; tracer une esquisse historique de la cystotomie et présenter cette opération sous son véritable point de vue : c'est ce que j'ai fait dans l'introduction de cet ouvrage. Je me suis surtout attaché à faire connaître, autant qu'il m'a été possible, les résultats qu'on a obtenus; mais je ne me suis pas dissimulé les difficultés que présente cette partie de la statistique chirurgicale. Il existe tant de différence dans les assertions des praticiens à cet égard, qu'on a de la peine à fixer un terme moyen de la mortalité qui accompagne l'emploi de la cystotomie. Je sentais en outre toute la délicatesse de ma position, en démontrant qu'une opération, consacrée par le temps, doit disparaître presque toujours devant une opération nouvelle.

Avant de traiter de la lithotritie, j'ai cru devoir présenter quelques considérations générales sur les caractères des calculs qui ont le plus de rapports avec cette opération. Il était essentiel de signaler les dangers qu'entraîne le séjour prolongé de la pierre dans la vessie; j'ai rapporté à ce sujet des faits assez remarquables.

J'ai présenté l'histoire de ma méthode pour le broiement de la pierre dans la vessie : c'est une découverte nouvelle; il fallait entrer dans des détails qui, dans d'autres circonstances, auraient pu paraître superflus. J'ai indiqué l'origine de cette invention, et les perfectionnemens qu'elle a successivement reçus.

La description de mes instrumens et de mon procédé opératoire est précédée de quelques considérations sur l'urètre et sur les sondes droites, qui ont un rapport direct avec la lithotritie.

Il était difficile de donner une idée précise d'instrumens nouveaux et plus ou moins compliqués; je les ai fait représenter dans des planches qui se trouvent à la fin de cet ouvrage. Une note placée à la fin de ce chapitre, indique quelques changemens défectueux qu'on a faits à mon appareil instrumental.

L'application de la lithotritie devait nécessairement offrir des difficultés. Après des généralités sur le procédé opératoire, se trouve une longue série d'observations, que j'ai classées d'après la gradation et le genre des difficultés que la lithotritie peut rencontrer ; je me suis attaché à démontrer combien certaines objections faites à ma méthode, étaient peu fondées, et j'ai soigneusement indiqué les cas dans lesquels elle n'est pas applicable.

On avait dit que les rétrécissemens de l'urètre devaient souvent s'opposer à l'emploi de la lithotritie. Des faits nombreux ont prouvé que cette assertion était sans fondement ; j'ai été d'autant plus porté à traiter avec détail des coarctations de l'urètre, qu'elles peuvent contribuer à la formation de la pierre, et que ces deux maladies sont souvent prises l'une pour l'autre.

Cet ouvrage est terminé par un tableau analytique qui présente un résumé de mes opérations par la méthode du broiement. Tel est le plan que je me suis tracé pour faire connaître le résultat de plusieurs années de travaux. Si j'ai eu des obstacles de tout genre à combattre, j'ai maintenant la douce satisfaction d'avoir atteint le but que je m'étais proposé.

Un ouvrage qui traite d'un sujet neuf, doit nécessairement renfermer des imperfections ; je m'empresserai de profiter des observations judicieuses qui pourront m'être faites dans le double intérêt de l'humanité et de la science.

# INTRODUCTION.

———

La présence de la pierre dans la vessie est l'une des affections les plus graves auxquelles l'humanité soit exposée : les violentes douleurs qu'elle détermine, l'effroi qu'inspire généralement l'opération de la taille et les dangers qui la suivent, ont toujours excité l'attention des praticiens, et fait désirer ou de grandes améliorations ou un changement total dans cette partie de la chirurgie.

Rappeler ici les nombreux travaux entrepris et exécutés depuis tant de siècles, les uns pour substituer à la cystotomie quelques moyens moins douloureux, les autres pour rendre cette opération moins effrayante et moins périlleuse, ce serait répéter sans utilité ce qui a été dit par les anciens et par les modernes ; je me bornerai à signaler les faits les plus remarquables et les principaux résultats que l'on a obtenus.

Dissoudre, extraire, broyer les calculs vésicaux, tel est le but que l'on s'est successivement proposé : les moyens pour y parvenir, quoique nombreux et variés, peuvent être rangés dans trois

*b.*

sections, qui constituent autant de méthodes ; je vais présenter quelques observations sur les deux premières ; la dernière fait l'objet spécial de cet ouvrage.

On ne peut se dissimuler tous les avantages qu'offriraient, tant aux praticiens qu'aux malades, des succès obtenus par l'action des dissolvans. La facilité de s'en servir, la sécurité qu'ils inspirent, et surtout l'absence de l'appareil plus ou moins effrayant dont s'accompagne l'emploi de tout autre moyen, doivent être considérés comme les principaux motifs de ces efforts nombreux, soutenus, et si souvent renouvelés, mais toujours sans succès.

De tout temps on a cherché à soustraire l'homme aux dangers d'une affection aussi grave, aussi fréquente que celle de la pierre, et d'une opération aussi douloureuse et aussi meurtrière, que celle de la taille. On se rappelle avec quelle ardeur des savans distingués ont poursuivi leurs recherches, ne se laissant décourager ni par le peu de succès de leurs devanciers, ni par les faibles avantages qu'ils obtenaient eux-mêmes ! Avec quel empressement et quel enthousiasme ont été accueillis les lithontriptiques en si grand nombre, toujours annoncés avec éclat et toujours restés sans effet ! Avec quelle confiance **et quelle** sécurité les malades ont-ils adopté **et les** remèdes secrets des empiriques, et les combinaisons de l'industrie avec les produits de la nature, et dont le résultat n'a jamais répondu à leur attente !

Malgré ces nombreux travaux exécutés avec tant de zèle et de confiance, et cette longue suite de moyens tant vantés pour fondre la pierre dans la vessie, et qu'aucun n'y fondit jamais, il n'est plus permis de compter sur l'efficacité des dissolvans, soit qu'on les introduise dans l'estomac, soit qu'on les injecte dans la vessie. Des savans tels que les Chaptal, les Vauquelin, les Thénard, les Gay-Lussac, les Berzelius, les Marcet, les Prout, etc., qui réunissent à des vues philanthropiques des connaissances profondes en chimie et en physiologie, ont reconnu cette vérité.

Non-seulement ces prétendus spécifiques sont sans action sur la pierre dès qu'elle est formée et développée dans la vessie, mais ils ont tous produit le fâcheux résultat de tenir long-temps les malades dans une sécurité trompeuse : ils leur ont fait perdre un temps précieux pendant lequel la pierre a graduellement acquis un volume tel qu'on n'a pu l'extraire ensuite sans exposer le malade à de grands dangers. On sait aussi que plusieurs de ces remèdes ont produit des altérations organiques auxquelles il n'a pas toujours été possible de remédier.

Il est prouvé que les remèdes dits *lithontriptiques* ingérés dans l'estomac, et ce sont les plus nombreux, n'ont jamais réussi. Etant soumis d'abord à l'action des organes de la digestion, de l'absorption et de l'hématose; étant lancés ensuite par le torrent de la circulation dans toute l'économie animale, ils n'ont pu déterminer sur la sécrétion des reins qu'une action considérablement affaiblie et modifiée. Cette action est suffisante néanmoins pour produire sur la nature de l'urine, des changemens remarquables dont on profitera pour tâcher de prévenir le retour de la pierre; mais cette même action sera toujours impuissante pour l'attaquer et pour la détruire dès qu'elle est formée.

Ce qui a pu induire en erreur dans quelques circonstances, c'est la propriété de certains calculs à s'exfolier, sans que l'on puisse rapporter à une cause déterminée la chute de leurs couches extérieures. J'ai vu trois malades offrant cette disposition. Si ce phénomène s'était présenté pendant l'usage d'un lithontriptique, on n'aurait pas manqué de lui attribuer la division de la pierre.

En admettant, ce qu'on peut regarder comme impossible, qu'un dissolvant quelconque mis en contact immédiat avec la pierre pût en opérer la destruction sans attaquer la vessie, il eût encore fallu s'assurer d'une manière positive quelle était la nature de cette pierre, et l'on n'y était pas encore parvenu. On verra que c'est par la recherche de ce résultat, que j'ai été conduit à la découverte de la lithotritie.

L'insuffisance des remèdes lithontriptiques une fois reconnue, il a donc fallu se borner aux travaux relatifs à l'extraction de la pierre par des procédés chirurgicaux ; tantôt par l'urètre, tantôt par une voie artificielle. Ce premier genre d'opération ne peut être tenté que lorsqu'il s'agit de très-petits calculs, et même, dans ce cas, les procédés employés jusqu'à nos jours sont, non-seulement insuffisans, mais même dangereux. On ne connaît pas très-exactement, il est vrai, la marche que suivaient les anciens, et surtout les Égyptiens. Ils retiraient, dit-on, des pierres assez grosses par cette voie ; mais les renseignemens que l'on trouve dans les auteurs ne sont pas suffisans pour fixer notre opinion sur l'état de la science dans cette contrée (1).

L'exposé imparfait tracé par Celse est loin de nous faire connaître avec exactitude les procédés opératoires que mettaient en usage Ænos, Ammon, Megès et plusieurs autres. A côté de bons

______

(1) Tout ce que l'on sait à cet égard se trouve dans Prosper Alpin.

préceptes auxquels on revient au dix-neuvième siècle, l'auteur latin indique une marche très-défectueuse, et souvent impossible à suivre.

Avant le seizième siècle, on s'est borné à répéter ce qu'avait dit Celse en y ajoutant toutefois quelques modifications qui ne sont pas toujours heureuses ; de sorte que pendant long-temps, une profonde obscurité a couvert cette partie importante de la chirurgie. Elle était presque exclusivement le partage de quelques opérateurs ambulans. Les praticiens d'un autre ordre n'osaient entreprendre cette terrible opération, que les uns regardaient comme mortelle ; que les autres considéraient comme vile et qu'ils abandonnaient à des esclaves.

Voulant écarter de cette esquisse tout ce qui est conjectural pour ne présenter que des faits constatés, je dois borner mes recherches aux travaux entrepris depuis le seizième siècle.

Jusqu'à cette époque, la méthode décrite par Celse paraît avoir été la seule en usage ; elle consiste à conduire et à fixer avec le doigt la pierre au col de la vessie, à pratiquer au-devant de l'anus une incision en forme de croissant, et à faire ensuite l'extraction du corps étranger.

Les inconvéniens et les dangers de cette méthode, applicable seulement à un petit nombre de cas, furent enfin reconnus, et on lui substitua des procédés plus rationnels et d'un usage plus étendu

Faire une incision verticale au périnée, dilater ou plutôt déchirer le col de la vessie, introduire ensuite dans ce viscère des instrumens capables de charger et d'extraire la pierre, tels furent les changemens principaux qu'éprouva d'abord la cystotomie : ils constituent la méthode connue sous le nom de *Grand appareil* (1).

Cette méthode, toute défectueuse qu'elle est, fut préférée à celle des anciens. Elle avait été communiquée par Octavien de Ville à Laurent Colot, de la famille duquel elle fut pour ainsi dire l'héritage pendant un siècle et demi; le *Grand appareil* cessa enfin d'être la propriété d'un petit nombre de chirurgiens (2).

------

(1) Cette méthode, décrite pour la première fois par Marianus Sanctus, élève de Jean des Romains, a été jusqu'à ce jour généralement attribuée à ce dernier. Mais M. Bonino, auteur d'une biographie des médecins piémontais, a trouvé, dans les archives de la faculté de Turin, des documens qui prouvent qu'elle a été imaginée par Battista da Rapallo, mort en 1510, et qui était lui-même le maître de Jean des Romains.

(2) Quoique décrite dans plusieurs ouvrages élémentaires, cette méthode ne fixa l'attention des praticiens qu'après que les chirurgiens gagnant maîtrise à Paris eurent vu opérer l'un des Colot; ils avaient pratiqué des

Cependant elle ne fut pas unaniment adoptée, et la méthode de Celse trouvait encore plus d'un défenseur, lorsque frère Jacques de Baulieu apporta des changemens notables à l'extraction de la pierre. Il proposa de donner à l'incision du périnée une direction oblique, et de la prolonger dans ce sens jusque dans l'intérieur de la vessie, ce qui constitue la méthode latéralisée : elle a, sur les deux autres, des avantages marqués; aussi devint-elle bientôt un sujet d'observation pour tous les praticiens qui lui ont fait éprouver différens changemens.

La méthode latéralisée était généralement adoptée lorsqu'au commencement du dix-neuvième siècle, on proposa de revenir aux incisions verticale et horizontale en forme de croissant. Plus rationnellement pratiquées que ne le prescrivaient Celse et Jean des Romains, leurs méthodes modifiées constituent de nos jours la taille recto-vésicale et la taille bilatérale.

Les difficultés que l'on éprouve souvent pour obtenir l'extraction de la pierre par les incisions périnéales conduisirent, vers le milieu du seizième siècle, Pierre Franco à l'emploi d'une

---

trous au plancher des salles dans lesquelles les Colot faisaient leurs opérations à l'Hôtel-Dieu et à la Charité de Paris.

autre méthode, connue sous le nom de *Haut-appareil* ou taille hypogastrique, dont s'occupè-rent long-temps après plusieurs praticiens dis-tingués.

Ces diverses méthodes étant généralement connues, ainsi que les nombreuses modifica-tions qu'elles ont éprouvées, je me borne à les indiquer ici pour passer de suite à l'exposé de leur application et des résultats qu'on a obtenus.

Avant d'aborder la question de l'opération, je dirai deux mots des apprêts qu'elle exige.

Peu de maladies produisent une affection mo-rale plus profonde que celle de la pierre. La crainte qu'inspire toujours une opération, dont les douleurs et les dangers ne sont que trop connus, fait que presque tous les malades recu-lant devant la cystotomie, les chances de guéri-son diminuent chaque jour.

Les précautions que l'on est obligé de pren-dre pour assujettir le patient d'une manière con-venable ; en un mot les préliminaires seuls de l'opération, produisent les effets les plus fâcheux. « Il serait à désirer, dit Deschamps (1), que l'on »pût épargner au malade l'horreur de se voir »lié et garrotté comme un criminel ; mais peut-»on compter assez sur sa fermeté pour espérer

______

(1) P. 61, t. III.

»qu'il ne troublera point l'opération ? Quel
» homme, dans de pareils momens, est sûr de son
» courage ? »

Les enfans seuls échappent en partie à l'effet
de cette influence morale ; c'est une des causes
qui rendent chez eux la cystotomie moins meurtrière.

Un malade qui se soumet à cette opération
court les chances suivantes, même lorsqu'il se
trouve dans les conditions les plus avantageuses.
On fait, en plusieurs temps, une incision d'environ un pouce de longueur et d'une profondeur
qui varie depuis quinze lignes jusqu'à quatre
pouces, terme moyen, deux pouces et un quart.
On introduit par cette plaie plusieurs instrumens;
on cherche, on charge et on extrait la pierre.
Les douleurs inévitables de cette opération sont
excessives ; néanmoins, je ne m'arrêterai pas à
cette considération, quelque importante qu'elle
soit; je passe aux accidens et aux dangers qui
en sont la suite.

Dans l'opération périnéale, l'hémorragie a
souvent lieu : les procédés opératoires, qui sont
entourés des plus grandes précautions, ne mettent pas toujours à l'abri d'un pareil danger.

Dans l'opération hypogastrique, on court la
chance de blesser le péritoine. La pratique de
quelques hommes de l'art qui se sont voués à la

cystotomie établit que cet accident a lieu plus
fréquemment qu'on ne le pense généralement;
il est souvent et très-promptement fatal. « La
» perte du malade est ordinairement si prompte,
» dit Deschamps (1), que l'on n'a pas le temps
» de se reconnaître. »

Indépendamment de ces dangers, le malade,
qui se fait tailler, a encore à redouter :

1° L'inflammation de la vessie. D'après
M. Boyer, elle est la cause de la mort des trois
quarts des malades qui succombent à la suite
de l'opération de la taille ; 2° l'inflammation
des reins, qui se montre alors si souvent re-
belle aux ressources de l'art ; 3° les dépôts dans
le tissu cellulaire pelvien, et tous les accidens
consécutifs dont j'aurai occasion de parler.

En admettant qu'aucun de ces accidens ne se
manifeste, et que le malade échappe à la mort
dans la proportion d'un sur quatre, sa guérison
sera loin d'avoir lieu immédiatement après l'extraction de la pierre. Pendant les vingt ou trente
jours qui suivront l'opération, il sera soumis à un
régime sévère, et à une position gênante ; il aura
la fièvre, et éprouvera des douleurs plus ou moins
vives ; enfin les urines ne reprendront leur cours
par l'urètre, terme moyen, que du douzième au

______

(1) T. IV, p. 130.

vingtième jour. Il n'est pas rare de voir l'urine continuer de couler en partie par la plaie, qui finit par se changer en fistule, infirmité toujours très-grave ; une autre infirmité plus rare, mais plus fâcheuse, c'est l'incontinence d'urine que le malade conserve quelquefois après la cystotomie.

Telle est, en général, la marche du travail de la nature après l'opération de la taille lorsqu'elle est facile, et qu'elle ne se complique d'aucune des circonstances que je vais énumérer.

J'ai déjà parlé de l'hémorragie : elle s'attache à toutes les phases de la cystotomie périnéale. La taille hypogastrique n'en est pas absolument exempte.

Morand et frère Côme en rapportent des exemples auxquels j'ajouterai le suivant :

Le docteur Provosty, de la Louisiane, âgé de cinquante ans, avait la pierre depuis plusieurs années ; les souffrances qu'il éprouvait devinrent excessivement aiguës ; il rendait habituellement et avec de vives douleurs, des urines purulentes, surtout le matin lorsqu'il avait fait quelques pas dans sa chambre. La fièvre, une grande irritabilité, un trouble général des fonctions, plaçaient M. Provosty dans des circonstances qui me faisaient craindre que la lithotritie ne fût pas applicable ; j'en acquis la certitude par le cathétérisme et par plusieurs explorations avec mon instrument. Je fus assuré que le calcul était volumineux, et la vessie racornie. Le malade se trouva donc dans la nécessité, ou de garder sa pierre, ou de courir les chances de la cystotomie; il préféra ce dernier parti. D'après le désir du malade, on se décida à pratiquer la taille hypogastrique; une pierre sphérique de dix-huit lignes de diamètre fut extraite avec facilité. Une artériole appartenant à la vessie fut blessée, et donna une assez grande quantité de sang pour que l'on cherchât à la lier : il ne fut pas possible de la saisir; le sang s'arrêta de lui-même. M. Provosty mourut peu de jours après, à la suite d'accidens nerveux.

Heureusement, les convulsions sont rares pendant l'opération; car elles sont presque toujours mortelles. « De tous ceux qui en ont été atta- » qués, dit Deschamps (1), je n'en ai vu aucun » échapper à la mort. » Celles qui se manifestent peu de temps après l'opération, ne sont guère moins funestes.

M. l'abbé Dallery, recteur de l'académie d'Amiens, souffrait de la pierre depuis long-temps. Il éprouvait la plus grande répugnance à se laisser sonder, et ne se soumit à cette opération que

_______________

(1) Tome III, p. 320.

lorsqu'il y fut contraint par la violence des douleurs; déjà, depuis quatre ans, il observait le régime le plus sévère. Les souffrances étaient modérées; il pouvait même suivre ses occupations; rarement il urinait le sang, et n'éprouvait pas ce sentiment incommode que les malades ressentent ordinairement à l'extrémité de la verge.

Mais, au mois d'octobre 1826, les accidens prirent une marche très-rapide, que rien ne put arrêter; on ne vit d'autre ressource que dans la cystotomie, à laquelle on dut se décider, quoiqu'elle offrît bien peu de chances de succès. Elle fut pratiquée d'après la méthode bilatérale: on retira une pierre d'un volume énorme, et du poids de six onces et deux gros. A la suite d'un sommeil de deux heures, les convulsions se manifestèrent, et le malade succomba, dix heures après l'opération; à l'autopsie, on trouva le rein droit beaucoup plus volumineux que dans l'état naturel; il s'y était formé plusieurs petits abcès; les vaisseaux du cerveau étaient fortement injectés, et l'arachnoïde épaissie; la moelle épinière, qui baignait dans un liquide abondant, était considérablement ramollie dans presque toute son étendue; les muscles lombaires, du côté droit surtout, présentaient des déchiremens, des ruptures de leurs fibres superficielles, et un épanchement sanguin. Les efforts que fit le malade pendant l'opération, paraissent avoir produit ces derniers désordres.

Il n'en est pas de même du rapport qui existe entre le corps à extraire et l'ouverture pratiquée ; cette disproportion, trop fréquente, rend l'opération longue et pénible, et compromet la vie des malades. Bell et Sam. Cooper déclarent que la dilatation considérable de la plaie fait périr neuf malades sur dix.

Earle, dans l'énumération qu'il a faite des cas rapportés par les auteurs, de grosses pierres extraites par le périnée, dit que, dans trois cas seulement, les malades ont survécu à l'extraction de pierres pesant plus de huit onces.

M. Leblanc-Lavalière, âgé de quarante ans, avait la pierre depuis plusieurs années ; il ne se détermina à se faire opérer que lorsque les souffrances devinrent excessives. La pierre, déjà volumineuse, avait produit quelques désordres locaux et même généraux. Les urines, expulsées fréquemment et avec beaucoup de douleur, contenaient des mucosités abondantes ; ces circonstances ne permettaient pas de compter sur les succès de la lithotritie. L'effroi que la cystotomie causait au malade, m'engagea cependant à faire quelques essais ; je parvins à saisir la pierre avec un instrument de trois lignes et demie ; mais j'eus alors la certitude que l'opération serait fort longue, d'autant plus que la pierre, qui était aplatie, m'avait échappé plusieurs fois. Je conseillai à M. Leblanc d'avoir recours à l'opération de la taille par le haut appareil; le chirurgien qui fit cette opération prétendit que la cystotomie périnéale était préférable. La pierre ne fut extraite qu'avec beaucoup de difficultés, quoiqu'on eût agrandi deux fois l'incision; le malade mourut le troisième jour.

Il y a deux procédés dans la taille périnéale; la longueur de l'incision est bornée à quinze lignes dans l'un, et à vingt lignes dans l'autre, ce qui donne à peu près une ouverture de dix lignes de diamètre dans le premier cas (1), et de treize lignes dans le deuxième; il n'est pas rare de voir extraire des pierres dont le diamètre est double, triple, et même quadruple de celui de l'ouverture; cette extraction produit des tiraillemens, des déchirures dans le trajet de la plaie, et nécessite des efforts tellement grands de la part du praticien qu'il est arrivé que des tenettes se sont cassées (2), et que l'opérateur lui-même

(1) « Quelque grande qu'on l'ait faite, en supposant » même presque toute l'épaisseur de la prostate incisée » chez un adulte, cette ouverture n'aura que sept lignes » de diamètre. » *Deschamps*, t. IV, p. 55.

(2) Dans une opération de taille, faite en 1824 par un praticien fort habile, deux tenettes furent cassées, et il

serait tombé à la renverse si on ne l'avait sou-
tenu.

Covillard (1), en parlant de l'extraction d'une
grosse pierre après la taille latéralisée, s'exprime
ainsi : « La pierre échappa plusieurs fois à la
tenette ; l'incision n'était point proportionnée à
son volume : elle fut agrandie en vain ; la pierre
ne put point passer ; on faussa plusieurs tenettes ;
plusieurs chirurgiens s'y fatiguèrent ; un des
spectateurs, homme de l'art, représenta qu'on
devait adhérer à la prière du malheureux malade, qui suppliait à grands cris qu'on le laissât,
et qu'on le remît dans son lit. Je joignis mes
prières à celles de mon confrère ; nous rappelâ-
mes le témoignage des bons praticiens, qui en
agissaient tous ainsi ; mais l'opérateur ne voulut
abandonner ni l'autel ni la victime. On apporta
les instrumens de tous les chirurgiens de la ville ;
les plus fortes tenettes ne purent résister. Enfin
le malade épuisé ne poussait plus que de faibles
cris ; sa vie allait s'échapper avec le reste de son
sang, quand, après deux heures d'horribles tour-

---

devint impossible d'extraire la pierre par le périnée ; on
eut recours à la taille hypogastrique. Le malade mourut
quatre heures après l'opération.

(1) *Obs. iatrochirurgiques*, p. 69.

mens, on voulut bien le délier et le remettre dans son lit, où il expira environ une heure après. » La pierre retirée après la mort par l'hypogastre pesa quatorze onces et demie.

Mais ces difficultés ne se présentent pas seulement dans la taille périnéale ; la méthode recto-vésicale et même le haut appareil, en laissant la possibilité de donner plus d'étendue à l'incision , sont loin de permettre toujours l'extraction facile des grosses pierres.

M. Gervais , de Paris, âgé de trente-un ans , avait la pierre depuis plus de dix ans ; il était tellement effrayé par l'idée de l'opération de la taille qu'il aima mieux supporter les douleurs de la pierre que de s'y soumettre. A la fin les souffrances devinrent tellement vives qu'il fallut prendre un parti ; le volume seul de la pierre repoussait l'emploi de la lithotritie ; je ne crus pas même devoir en faire l'essai : la cystotomie était sa dernière ressource ; elle fut pratiquée par le haut appareil, le 24 mars 1825 ; l'extraction d'une pierre de cinq onces fut difficile et douloureuse ; l'opération dura quarante-cinq minutes ; elle fut suivie d'accidens graves. J'ai appris que M. Gervais était mort environ deux mois après.

Dans quelques cas plus rares, il devient impossible d'extraire la pierre , et les malades succombent à la suite des tentatives de tout genre ;

parmi les faits de cette nature, je citerai le suivant, qu'on lit dans un journal allemand.

M. Textor pratiqua en 1823, à Wurtzbourg, une opération de taille par l'appareil latéral. Il ne put parvenir à extraire la pierre ; le lendemain, il fit la même opération par la méthode recto-vésicale ; il lui fut encore impossible d'extraire le corps étranger : le malade mourut. Par la taille hypogastrique pratiquée sur le cadavre, on ne put parvenir que très-difficilement à extraire cette pierre, qui avait quatre pouces six lignes de longueur, sur une largeur semblable, et trois pouces deux lignes d'épaisseur ; sa circonférence était de onze pouces six lignes : cette pierre pesait quatorze onces et un gros, poids d'Allemagne.

Par la pression exercée au moyen des tenettes, on parvient quelquefois à briser une grosse pierre ; mais alors l'opération se complique d'une autre manière.

M. Baticle, de Sceaux, portait depuis longtemps une pierre dans la vessie, qui ne paraissait cependant pas avoir éprouvé de grandes altérations ; toutefois les émissions de l'urine étaient fréquentes et douloureuses, et l'urètre était très-irritable. Comme je ne crus pas devoir essayer ma méthode, M. Baticle se détermina à subir l'opération de la taille le 1er mai 1824. Quoique la pierre ne fût pas d'un volume plus grand que celui d'un petit œuf de poule, elle se brisa dans la tenette ; l'extraction des fragmens fut longue et difficile ; le malade mourut peu. de jours après. Je n'ai pas connu les résultats de l'autopsie.

Lorsque la vessie contient plusieurs calculs, l'opération est également longue et difficile, et le danger se trouve augmenté.

M. le comte de Bournon, septuagénaire, avait la pierre depuis cinq ans ; un engorgement considérable de la prostate, l'état maladif de la vessie, qui contenait plusieurs pierres, repoussaient jusqu'à un certain point l'application de la lithotritie. Le cathétérisme ordinaire ne m'ayant présenté que des données incertaines, je fis une exploration avec mon instrument et je reconnus la présence de plusieurs calculs dont un fut saisi et attaqué ; je fus convaincu que le malade ne supporterait pas la longueur du traitement par cette méthode. Les souffrances qu'il éprouva après cette séance, me confirmèrent dans cette opinion. M. de Bournon se décida alors à courir les chances de la cystotomie; elle fut pratiquée par le haut appareil. On retira seize calculs. M. de Bournon mourut quelques jours après.

Dans ces cas, les tenettes introduites par la plaie (souvent plus de vingt ou trente fois), ne parviennent pas à saisir les derniers fragmens de la pierre ; c'est ce que démontre l'autopsie lorsque le malade succombe, ou la continuation des souffrances lorsqu'il échappe à la mort : les cas de ce genre sont fréquens.

Aux faits nombreux rapportés par les auteurs, et qui constatent cette triste vérité, j'ajouterai les deux suivans, que l'on a observés de nos jours. Dans le premier cas, il y avait une grosse pierre friable ; elle fut écrasée par la tenette. Des recherches réitérées, et faites avec le plus grand soin, ne suffirent pas pour extraire la totalité de la pierre ; le malade mourut environ quinze jours après : on s'assura par l'autopsie que la vessie en contenait encore plusieurs fragmens. Dans le second, cas il y avait deux pierres ; l'une fut extraite ; il devint impossible de trouver l'autre. Deux mois après, les souffrances continuaient ; on fit une nouvelle opération de la taille ; une pierre plus volumineuse que la première fut extraite : le malade est guéri.

Je ne m'arrêterai pas aux circonstances, néanmoins fort graves, dans lesquelles on rencontre des pierres enkistées, chatonnées ; ces cas ne se présentent heureusement que de loin à loin. Plusieurs malades ont été forcés de garder la pierre après l'opération, et la plupart ont succombé par suite des tentatives que l'on avait

faites. Tulpius rapporte dans une observation
que l'extraction de la pierre entraîna la vessie,
de laquelle le calcul ne put être séparé.

Quelques cystotomistes prétendent que ces
cas malheureux sont moins rares qu'on ne le dit;
c'est une erreur. Il est démontré que bien souvent on n'a déclaré la pierre enkistée, chatonnée
que pour justifier la longueur et les difficultés de
l'opération, et que pour pallier certains accidens
qui l'accompagnent, tels que l'extraction, avec
la pierre, d'une portion des membranes de la
vessie, etc. Ces chatonnemens, ces kistes, ces
adhérences sont, au rapport de Deschamps, autant de prétextes qui couvrent l'inexpérience.

Ledran dit que les opérateurs qui ne peuvent
tirer une pierre, se sont fait, de cette adhérence, un bouclier contre la censure.

Dans certains cas rares, on a quelquefois pratiqué la cystotomie sans nécessité. Dans son
cours de chirurgie, B. Bell rapporte que le célèbre Cheselden a fait l'opération de la taille chez
trois malades qui n'avaient pas la pierre; on
trouve dans les auteurs plusieurs exemples de
cette funeste méprise, qui s'est reproduite, en
1826, à Vienne et dans deux hôpitaux de Paris.

On trouve dans Deschamps (1) deux obser-

---

(1) Ouvrage déjà cité, tome I, page 287.

vations qui prouvent qu'un engorgement de la matrice, faisant saillie dans la vessie, a été pris pour une pierre ; par l'autopsie faite après l'opération de la taille, on a constaté qu'il n'existait pas de pierre. Dans un autre cas, dit le même auteur, un amas de matières fécales endurcies dans le rectum, et faisant saillie dans la vessie, a donné lieu à une erreur semblable, qui a été également constatée par l'autopsie.

Dans d'autres cas, au lieu de pénétrer dans la vessie, on a fait l'incision à côté (1); enfin l'introduction et l'emploi des tenettes sont quelquefois

---

(1) M. Béclard communiqua à l'Académie de médecine, au mois de novembre 1823, un fait remarquable de calcul vésical. « Un jeune médecin éprouvait de vives souffrances dans la vessie. MM. Dubois et Béclard reconnurent par le cathétérisme l'existence d'une pierre dans cet organe, et l'annoncèrent au malade ; celui – ci se fit tailler par un lithotomiste de Paris, qui, l'opération pratiquée, ne trouva pas le calcul, et se repentit d'avoir opéré, pensant que la pierre n'existait pas. Le malade, croyant n'avoir plus rien à attendre de la chirurgie, retourna dans sa ville natale, où il succomba quelque temps après avoir subi cette opération infructueuse. Le médecin qui fit l'ouverture du cadavre, trouva dans la vessie un calcul du volume d'un œuf de poule ; il communiqua à M. Béclard les détails de l'autopsie, et se propose de lui envoyer les pièces pathologiques. M. Béclard pense que ce malheureux malade a été taillé au dehors de la vessie, que cet

suivis d'accidens graves. Deschamps (1) rapporte un fait dans lequel la tenette, au lieu de pénétrer dans l'ouverture faite au col de la vessie, fut poussée entre la prostate et le rectum, où l'on chercha inutilement la pierre ; le même auteur fait connaître deux observations dans lesquelles les recherches de la pierre, avec la tenette, produisirent la rupture de la vessie : cet instrument pénétra même dans la cavité abdominale.

Cependant les suites immédiates de la cystotomie ne suffisent ordinairement pas pour déterminer la mort sur-le-champ ; il est rare de voir le malade succomber pendant l'opération. Mais bientôt les accidens se déclarent, et produisent les résultats les plus funestes. Ces accidens sont l'hémorragie consécutive, l'inflammation de la vessie, des reins et du péritoine ; les congestions sanguines vers le poumon, le cerveau, etc. ; les dépôts, les fistules urinaires, l'incontinence d'urine, etc.

Les hémorragies consécutives ne le cèdent en rien par leur gravité à celles qui se manifes-

---

organe n'a pas été ouvert, que les tenettes se sont égarées dans les parties voisines, vu que cet instrument n'aurait pu être porté dans la vessie sans y rencontrer aussitôt la pierre. (*Archives générales de médecine*, t. III, p. 632.)

(1) Ouvrage déjà cité, tome III, page 209.

tent pendant l'opération. Il est d'observation qu'elles sont bien souvent mortelles ; elles sont d'autant plus à redouter que le volume de la pierre a nécessité une incision plus grande.

M. le contre-amiral Leray, de Nantes, septuagénaire, souffrait depuis plusieurs années ; le malade était très-irritable ; la vessie racornie contenait deux pierres d'un assez gros volume. Je crus que ma méthode n'était pas applicable ; M. Leray se détermina à subir l'opération de la taille : pendant dix jours, il se trouva parfaitement bien ; le succès paraissait même certain lorsqu'à la suite de quelques efforts pour aller à la selle , il se déclara une hémorragie à laquelle le malade succomba en quelques heures.

C'est surtout à la suite des opérations les plus compliquées que se manifestent fréquemment les inflammations de la vessie et des tissus qui l'environnent. L'extrême irritabilité de ce viscère, l'effet produit par le séjour prolongé de la pierre dans son intérieur , l'incision et la distension de son col, l'introduction répétée des instrumens, les recherches longues et pénibles que l'on pratique, les efforts et les tiraillemens que l'on exerce, sont autant de causes qui produisent cette inflammation ; et malgré toutes les ressources de l'art, elles font périr un très-grand nombre de malades peu de temps après l'opération.

M. Bonleu, âgé de trente-trois ans, souffrait de la pierre depuis fort long-temps; la vessie paraissait cependant avoir éprouvé peu d'altérations, et la santé était généralement bonne. M. Bonleu aurait voulu se soustraire à l'opération de la taille; mais sa vessie, peu spacieuse, contenait une grosse pierre. Je fis une exploration avec mon instrument; elle me donna la certitude que la lithotritie n'était pas applicable : il fallut donc recourir à la cystotomie; on eut quelques difficultés à extraire la pierre qui avait vingt-cinq lignes de longueur, vingt et une de largeur et onze d'épaisseur; le malade succomba le quatrième jour. L'autopsie fit voir que les reins étaient très-malades; la vessie présentait les traces d'une inflammation intense; une infiltration purulente commençait à se faire dans le tissu cellulaire du périnée.

Lorsque les malades ont échappé à ces dangers, les chances de guérison augmentent de beaucoup; cependant on a encore à redouter l'inflammation des reins et des uretères, les dépôts urineux dans le petit bassin, les fistules urinaires, etc.

M. Demeaussé, de Paris, âgé de cinquante-six ans, éprouvait depuis très-long-temps les douleurs de la pierre : l'état de ce malade offrait des circonstances particulières; une affection dar treuse très-ancienne, un catarrhe pulmonaire avancé, une santé générale très-mauvaise, et une irritabilité excessive compliquaient la maladie principale ; la mauvaise qualité des urines ne laissait aucun doute sur l'existence d'altérations profondes dans la vessie ; je m'assurai par le cathétérisme qu'il existait une grosse pierre : la lithotritie n'était pas applicable.

MM. Boyer et Marjolin, appelés en consultation, pensèrent qu'il fallait reculer autant que possible l'opération de la taille. Cependant les douleurs devinrent telles qu'il était indispensable d'y recourir : une pierre ovale, de deux pouces et demi de longueur sur deux pouces d'épaisseur, fut extraite avec quelque difficulté par la taille bilatérale. Le malade mourut dix jours après l'opération.

Par l'autopsie, on reconnut qu'un énorme cancer, dont on n'avait pas soupçonné l'existence avant la mort, avait détruit l'extrémité pylorique de l'estomac ; que les reins étaient entièrement détruits par la suppuration, et que la vessie était le siége d'une inflammation très-intense ; un abcès se formait au périnée.

M. Bellefond, de Paris, sexagénaire, souffrait de la pierre depuis plusieurs années, et rendait très-fréquemment et avec des douleurs atroces, des urines glaireuses, ammoniacales et même

purulentes; elles indiquaient des altérations
profondes de la vessie ou des reins. Je m'assurai
par le cathétérisme et ensuite par une exploration, que le volume de la pierre s'opposait à
l'emploi de ma méthode : la cystotomie était la
seule ressource ; il fallut y recourir : elle fut
pratiquée par la méthode latéralisée. L'extraction de la pierre présenta de grandes difficultés,
et exigea de grands efforts de la part du praticien : une fistule recto-urétrale fut la suite de
cette opération. J'ai appris que le malade était
mort plusieurs mois après (1).

---

(1) Les fistules urinaires, consécutives à l'opération de
la taille, se compliquent quelquefois de la formation
d'un calcul dans le trajet fistuleux ou derrière la cicatrice de l'orifice externe de la fistule. Ces pierres peuvent
acquérir un volume considérable. Covillard*, Louis**, etc.,
en rapportent plusieurs exemples.

C'est dans des cas de ce genre que les malades sont
quelquefois parvenus à se tailler eux-mêmes. J'ai connu
un jeune chirurgien, M. Cleber, qui s'était pratiqué
cette opération avec succès. Dans Éphém. N. C., déc. 11
(an VII) 1688. *Obs.* 60, et dans Tulpius, *Obs. III,
lib. IV, cap. XXXI*, p. 324; *Ed.* L. B. 1739, on
trouve des observations de cette nature. Les feuilles publiques de 1789 annoncèrent qu'un particulier de Troyes
s'était pratiqué lui-même quatre fois cette opération, et

(*) Obs. iatrochirurgiques.
(**) Mémoires de l'Académie de chirurgie.

Un assez grand nombre de malades succombent deux ou trois jours après l'opération : on avait vu se manifester chez eux divers symptômes qui semblaient se rapporter difficilement à la cystotomie quoiqu'ils en dépendissent; tantôt c'est une prostration complète des forces; tantôt ce sont des accidens cérébraux; on croit recon-

que la dernière fois (le 18 août 1788) il était parvenu à se délivrer de la pierre.

Ce n'est pas seulement après l'opération de la taille que des pierres se sont formées dans le périnée. Toutes les fois que l'urine s'infiltre dans les tissus voisins, il peut s'y former des pierres. Colot (p. 16 et suiv. ) rapporte qu'il retira du scrotum quatre-vingts pierres de la grosseur d'un pois.

On lit dans l'ouvrage de Deschamps * l'observation suivante de M. Pierceau :

« Un pilote le consulta sur une tumeur qu'il avait à la partie moyenne du scrotum; M. Pierceau la jugea d'abord squirrheuse, et il proposa l'extraction, parce qu'elle incommodait le malade, principalement lorsqu'il urinait : il ressentait alors un picotement très-vif dans le canal de l'urètre. Déterminé à suivre le conseil de son chirurgien, il fut préparé par les remèdes généraux. Pendant l'opération, M. Pierceau aperçut un canal de communication de la tumeur à l'urètre. Il continua d'emporter la tumeur et pansa la plaie selon l'art ; en disséquant ensuite la masse qu'il avait extirpée, il fut fort surpris d'y trouver

(*) Tome IV, page 300.

naître quelquefois une inflammation latente des organes essentiels à la vie; dans d'autres cas, c'est un trouble des fonctions en général. Le malade ayant succombé, l'autopsie ne laisse ordinairement apercevoir aucune trace de lésion organique; dans quelques circonstances, on a trouvé

---

une pierre du poids de deux onces et un gros. Le malade n'avait jamais rendu de graviers; il n'avait eu ni rétention d'urine ni maladies vénériennes; il assurait même n'avoir jamais eu commerce avec les femmes; mais six ans auparavant il avait reçu un coup de pied sur le scrotum, qui avait occasioné une vive douleur dans cette partie. M. Pierceau jugea avec beaucoup de fondement que le canal de l'urètre avait souffert une contusion qui donna lieu à une ouverture par laquelle l'urine s'était fait jour dans le tissu cellulaire, et qu'elle y avait formé cette pierre par additions successives de couches pierreuses les unes sur les autres. Un léger caustique, mis dans le trajet qui communiquait avec l'urètre, y fit une escarre dont la chute permit la formation d'une cicatrice solide. »

Le plus curieux de ces faits est celui qu'on rapporte dans le journal de chirurgie de Grafæ et Walther ( t. 3, 1822 ). Freter, médecin de Posen, a envoyé, le 12 février 1822, à M. Heim, médecin à Berlin, une pierre du poids de vingt-six onces, de six pouces de longueur, de six pouces de largeur, et de trois pouces d'épaisseur. Un cordonnier, qui en souffrait depuis vingt ans, l'avait rendue en 1815, en faisant des efforts pour aller à la selle, efforts qui causèrent une rupture du scrotum, dans lequel elle s'était développée. Le malade est guéri.

des épanchemens sanguins dans le cerveau ou dans le poumon.

M. l'abbé Delatour, de Paris, à peu près sexagénaire, éprouvait depuis quelques mois les symptômes qui indiquent la présence d'un corps étranger dans la vessie. Je fus appelé pour constater la nature de la maladie, et je m'assurai qu'il existait deux très-petits calculs ; que la vessie était dans l'état sain, et que toutes les fonctions s'exécutaient avec régularité. Le malade se trouvait dans les conditions les plus favorables pour l'emploi de la lithotritie ; M. Delatour fut cependant taillé le lendemain ; les deux calculs qu'on retira n'auraient exigé chacun qu'une séance de quelques minutes pour être broyés et extraits. Le malade mourut peu de jours après ; la mort fut attribuée à une apoplexie.

On objecterait en vain que les cas fâcheux dont je viens de faire l'énumération en l'abrégeant, ne se rencontrent que rarement. Il est prouvé au contraire qu'ils se présentent souvent, et ce sera un point de départ pour l'examen des chances de la cystotomie chez les adultes et chez les vieillards.

L'anatomie, toujours regardée comme le flambeau de la chirurgie, a fait de siècle en siècle de nombreux et rapides progrès. Ils ont contribué à diminuer la mortalité de la plupart des opérations chirurgicales. Si l'on examine sous le rapport de la cystotomie les ouvrages anciens et ceux des auteurs modernes, on voit que les connaissances anatomiques chirurgicales et médicales acquises n'ont concouru que faiblement à rendre cette opération moins meurtrière. D'où provient ce résultat? de la nature de l'opération en elle-même et des effets de la maladie.

La statistique chirurgicale de l'opération de la taille laisse de grandes lacunes; les données imparfaites et souvent contradictoires qui nous ont été transmises sur les résultats de la cystotomie ne permettent d'établir que d'une manière vague, la proportion de la mortalité, suite de cette opération. Je me bornerai donc à réunir dans cette esquisse les faits les mieux constatés; ils suffiront sans doute pour asseoir un jugement sur la fréquence des accidens dont j'ai parlé; et pour calculer d'une manière approximative, les chances que doivent courir les personnes qui se soumettent à cette opération.

C'est une anomalie bien remarquable dans l'histoire de l'art que beaucoup d'auteurs proclament une proportion de guérisons sur le nombre des malades opérés, bien différente de celle que confirment les documens officiels.

Lorsqu'à la fin du seizième siècle frère Jacques de Beaulieu vint à Paris, où une grande réputation l'avait précédé et présentait un grand nombre de certificats qui constataient les succès nombreux et extraordinaires qu'il disait obtenir par l'emploi de procédés cystotomiques de son invention. L'autorité crut alors devoir s'assurer de la vérité des faits avancés par ce cystotomiste ambulant ; elle chargea Méry, chirurgien en chef de l'Hôtel-Dieu, de lui faire un rapport sur la méthode de frère Jacques. Il fut reconnu qu'elle avait des avantages sur celle que l'on employait à cette époque, et l'on décida que cet opérateur en ferait l'essai dans les hôpitaux de la capitale. Sur soixante malades, opérés en présence des praticiens les plus célèbres, vingt-trois moururent ; treize sortirent guéris, et les vingt-quatre autres restèrent à l'hôpital à cause des accidens consécutifs dont j'ai parlé.

Ces faits, constatés de la manière la plus authentique, offrent un étrange contraste avec les succès que frère Jacques prétendait être le résultat de sa pratique.

Malgré le vague que l'on remarque dans les données des praticiens sur la mortalité, suite de l'opération par le grand appareil, il est cependant prouvé que cette mortalité était considérable. On trouve le passage suivant, dans le discours préliminaire de l'ouvrage de Colot, p. xii : « Le petit nombre de ceux qui survivent

» à cette opération la rendra toujours redouta-
» ble. De vingt malades qu'on opère, à peine en
» sauve-t-on cinq ou six ; l'opération même ne
» leur laisse qu'une vie triste ; l'écoulement invo-
» lontaire de l'urine, les fistules, sont les suites
» fréquentes de l'incision. »

Dans un autre passage du même discours, à l'occasion d'une méthode nouvelle et des inconvéniens qu'on lui reprochait, il est dit (1) : « Quel-
» ques accidens doivent-ils effrayer ? Si le grand
» appareil n'était pas si meurtrier, si l'on pou-
» vait promettre la vie à la moitié des malades
» qui s'exposent à cette cruelle opération, je
» pardonnerais aux lithotomistes leur obstina-
» tion ; mais qu'on consulte les registres de la
» Charité, on verra que presque tous les taillés
» meurent en peu de jours. En 1725, de vingt,
» qui se sont livrés à l'opération, il n'en reste
» que cinq. En remontant plus loin l'on trouvera
» chaque année marquée des mêmes malheurs ;
» l'Hôtel-Dieu n'offrira pas de moindres ravages :
» est-ce les opérateurs qu'il faut accuser de ces
» résultats malheureux ; non sans doute ; leur
» adresse, leur expérience les justifie : c'est la
» méthode qui est la seule source de ces accidens
» funestes. » Ces accidens, qu'on attribue au

______________

(1) XLII.

grand appareil, se reproduisent généralement à la suite de tous les procédés opératoires.

Au rapport de Morand, sur huit cent douze malades opérés de la pierre dans l'espace de sept années (de 1720 à 1727) à l'Hôtel-Dieu et à la Charité, deux cent cinquante-cinq seulement seraient morts. Il faut déduire, il est vrai, du nombre de ceux qui ont survécu ( cinq cent cinquante-sept), et qu'on ne peut pas considérer comme guéris, tous ceux qui ont conservé des fistules, des incontinences d'urine et autres incommodités, suites trop ordinaires des opérations cystotomiques.

Il est nécessaire aussi d'observer que, dans ce nombre de huit cent douze, se trouvent compris les enfans, dans la proportion ordinaire de trois sur sept, chez lesquels cette opération présente des chances beaucoup plus favorables. Les résultats présentés par Saucerotte (1) sont beaucoup plus satisfaisans. Sur mille quatre cent trente-cinq malades taillés par le procédé que l'auteur appelle « grand appareil prétendu latéralisé, » il y en eut cent trente-sept qui moururent, et sur cent quatre-vingt-quatorze, opérés par le procédé modifié de Hawkins, dix seulement succombèrent. Ces résultats contrastent singu-

_______________

(1) *Mélanges de chirurgie*, page 552.

lièrement avec ceux qui se trouvent dans Morand
et ceux que l'on obtient de nos jours ; mais cela
paraît moins extraordinaire quand on apprend
que la plupart des malades taillés par Saucerotte
sont des enfans, et que la taille offre à cet âge
des chances de succès très-nombreuses. Sur mille
six cent vingt-neuf calculeux , onze cent quatre-
vingt-quinze n'avaient pas quinze ans ; sept cent
soixante-dix-sept étaient âgés de trois à neuf
ans ; dix-huit seulement avaient dépassé leur
soixantième année.

En Angleterre, plusieurs auteurs ont présenté
des données intéressantes sur les résultats de la
cystotomie ; mais elles ne reposent que sur des
calculs approximatifs , et tendent à prouver que
dans les hôpitaux de la Grande-Bretagne , la
cystotomie fait périr à peu près le quart des malades qui s'y soumettent.

Au rapport du docteur Smith , la mortalité ,
suite de l'opération de la taille, est, à l'infirmerie
de Bristol , de deux morts sur neuf opérés , de
tout âge.

Suivant Marcet , sur deux cent soixante et
onze malades adultes, opérés à l'hôpital de Norwich, dans l'espace de quarante-quatre années ,
il en est mort cinquante-sept ; environ deux sur
neuf. Je me borne à ces résultats , que les auteurs nous donnent comme les plus exacts. Si

dans les établissemens que je viens de nommer, la cystotomie offre à peu près les mêmes chances relativement aux adultes et aux vieillards, il n'en est pas de même à l'égard des enfans.

A Bristol, on en a perdu deux sur neuf, c'est-à-dire quatre fois plus qu'à Norwich, où il n'en est mort qu'un sur dix-huit.

Dans le compte rendu des opérations pratiquées à l'Hôtel-Dieu de Lyon en 1822, M. Janson déclare que sur vingt malades qu'il a taillés, six sont morts.

Une lettre de M. le docteur Souberbielle, insérée dans le vingt-deuxième numéro du *Censeur*, (1er juin 1826) nous apprend que, de cinquante-deux malades opérés par ce praticien pendant les années 1824 et 1825, dix-huit ont succombé après l'opération.

L'exposé des maladies chirurgicales observées à l'hospice de perfectionnement de la Faculté de Paris présente des résultats encore plus désas-treux. La section des *Pierres dans la vessie*, commence par ces mots : Sur *six* calculeux, *cinq* sont morts (1).

Il paraît que l'on avait exagéré les avantages de la taille recto-vésicale ; un des plus zélés dé-fenseurs de cette méthode, le professeur Vacca,

_______________

(1) *Archives générales de médecine*, août 1826.

rapporte dans un de ses *mémoires* que , sur trente malades opérés par le rectum, cinq sont morts ; sept ont conservé des fistules , et neuf ont eu des affections graves aux testicules.

Le docteur Senn, dans sa dissertation inaugurale, dit que, de cinq malades opérés à l'Hôtel-Dieu de Paris, deux sont morts le troisième jour ; les trois autres ont conservé des fistules, dont un seul est guéri après plus d'une année de traitement.

S'il fallait une nouvelle preuve de la difficulté qui existe pour déterminer le nombre des malades qui succombent après la cystotomie, je pourrais citer deux ouvrages publiés récemment en France , par deux chirurgiens distingués. Dans l'un (1), on trouve qu'il ne périt, à la suite de la cystotomie , qu'un malade sur quatre ou cinq, tandis que dans l'autre (2) il est dit que plus de la moitié des opérés succombent.

La cystotomie, telle qu'on la trouve décrite dans quelques auteurs, paraissant ne devoir être accompagnée que d'un petit nombre de dangers, on a dû rechercher les causes de l'effrayante mortalité qui en est ordinairement la suite. On signala d'abord les vices des méthodes employées ;

---

(1) De Sabatier , revu par M. le baron Dupuytren.
(2) De M. Richerand.

mais depuis on acquit la certitude que toutes les méthodes donnent à peu près les mêmes résultats; que tous les perfectionnemens et toutes les modifications, ne contribuent que faiblement à diminuer le nombre des dangers.

Les succès trop vantés de certains procédés opératoires, ne furent obtenus que sur des enfans ou sur des adultes choisis avec soin pour l'essai de ces procédés; les faibles et faciles résultats que l'on obtint, firent proclamer mal à propos la supériorité de ces nouveaux moyens.

Bientôt il fut démontré que les succès prônés par quelques personnes intéressées ou séduites, avaient été interrompus par des revers nombreux que l'on n'avait pas fait connaître.

Deschamps attribuait une partie de cette mortalité à la précipitation avec laquelle on opère. En parlant d'un grand hôpital (taille du mois de mai 1771), il résulte, dit-il, de cette précipitation, que sur treize malades qu'on opère, souvent neuf meurent en trois jours.

Quelques praticiens ont pensé que la manière de traiter le malade avant et après l'opération, que les localités, etc., exerçaient une grande influence sur les résultats de la cystotomie; mais toutes les causes que je viens d'indiquer, et d'autres qu'il est inutile d'énumérer ici, l'expérience les ayant fait apprécier, ne suffisent pas pour appliquer une mortalité qui n'est due qu'à l'opération elle-même, aux désordres qu'a produits le séjour prolongé de la pierre dans la vessie.

On ne s'est pas assez attaché à déterminer l'influence des lésions organiques produites par la pierre sur les résultats de la cystotomie. Les lésions, lorsqu'elles sont profondes, déterminent un trouble des fonctions tel que le malade est condamné à une mort certaine, quel que soit le parti qu'il prenne ; la cystotomie ne peut être considérée alors que comme cause occasionnelle des derniers accidens qui se déclarent. J'ai fait connaître, chap. II, plusieurs faits qui établissent cette opinion ; je me bornerai à rapporter ici un exemple que j'ai observé depuis peu.

M. Castelnaud, de Paris, âgé de soixante-onze ans, avait la pierre depuis plusieurs années ; il rendait habituellement une quantité prodigieuse d'un sable rougeâtre, et quelquefois des graviers assez volumineux. Ce malade, persuadé qu'il avait seulement la gravelle, s'était borné à un traitement antiphlogistique et à l'usage des eaux de Contrexeville : il redoutait tellement d'apprendre qu'il avait la pierre, que non-seulement il ne s'était pas fait sonder, mais encore il avait caché son indisposition à sa famille et à ses amis.

A la fin, la maladie prit tout à coup une marche rapide qui força M. Castelnaud à demander du secours : je fus appelé. Je reconnus que la vessie contenait un grand nombre de petits calculs ; des urines lactescentes , fétides et chargées de mucosités, étaient expulsées fréquemment et avec des souffrances atroces ; la vessie ne se vidait pas complètment ; il y avait de la fièvre ; perte d'appétit et de sommeil, etc. : ces symptômes m'inspiraient des craintes. Aucune détermination ne pouvant être prise sur-le-champ , il fallait d'abord observer la marche de la maladie. Dix jours après, M. Castelnaud ne pouvait plus sortir de sa chambre ; une rétention complète d'urine se déclara; et pendant vingt-quatre heures il fit des efforts considérables pour en rendre quelques gouttes : le cathétérisme évacuatif donna lieu à la sortie d'environ deux pintes d'un liquide noirâtre. Le malade ne se trouva soulagé que pendant quelques heures ; la vessie ne se vida plus ensuite que par le moyen de la sonde ; la fièvre augmenta ; des symptômes adynamiques se déclarèrent , et le malade mourut le troisième jour. Jusqu'à ses derniers momens , il n'avait manifesté aucun signe de douleur. MM. Boyer et Fouquier, appelés en consultation le jour de sa mort , furent étonnés de la rapidité de ces accidens.

Si l'on avait opéré ce malade lorsqu'il vint me

consulter, on aurait attribué sa mort à l'opération, tandis qu'elle n'était que le résultat des
progrès de la maladie.

En signalant les rapports contradictoires de la
plupart des auteurs sur les résultats de la cystotomie, je suis bien loin d'attaquer l'exactitude
et les talens des praticiens anciens ou modernes; je ne fais que dévoiler les malheurs qui accompagnent nécessairement les méthodes qu'ils
ont été forcés de suivre ; d'ailleurs la raison de la
différence qui se trouve entre ces rapports, dépend en partie de la manière d'envisager la question. Quelques praticiens distingués ont pensé,
à tort sans doute, qu'on ne devait attribuer la
mort à la cystotomie, que lorsqu'elle avait lieu
dans les quatre ou cinq premiers jours, et que
les accidens qui se manifestaient ensuite étaient
dus à des causes étrangères.

En admettant une pareille supposition, le
rapport numérique de la mortalité causée par
l'opération de la taille, se trouverait diminué de
beaucoup.

L'humanité a dû long-temps faire une loi aux
praticiens de voiler une partie de la vérité, la
cystotomie ayant été jusqu'à ce jour la seule
ressource de l'art pour faire cesser les accidens
de la pierre. Quelle terreur n'eût-elle pas inspi-
rée aux malades si les douleurs qu'elle occa-

sione, si les dangers qui la suivent avaient été exactement connus! Quel vieillard surtout, aurait eu le courage de s'y soumettre (1)! Il est à remarquer que dans cette partie de la chirurgie on n'a bien apprécié les vices des méthodes employées que lorsqu'on a pensé à leur en substituer de plus avantageuses.

Assurés aujourd'hui de pouvoir soustraire la grande majorité des malades à l'opération de la taille, les praticiens tiendront un compte plus exact des inconvéniens et des dangers de cette opération; n'étant pas forcés d'y recourir, ils se feront un devoir de ne pas cacher aux malades les chances qu'ils ont à redouter; les malades, instruits des dangers qui les menacent, n'étant plus arrêtés par la frayeur d'une opération aussi grave, ne se

---

(1) On avait pensé que les vieillards devaient échapper aux dangers de la cystotomie en raison de leur peu de disposition aux accidens inflammatoires ; pour se convaincre de la vérité à cet égard, écoutons Deschamps, qui avait une longue expérience. « On a dit, on a imprimé, rapporte-t-il (t. III, p. 177), que la taille réussit constamment chez les vieillards, et cependant il est prouvé jusqu'à l'évidence qu'elle est chez eux presque toujours mortelle ; voilà comme on induit en erreur les jeunes chirurgiens; voilà comme on trompe ses contemporains et la postérité ! »

condamneront pas à des souffrances insuppor-
tables et prolongées ; ils n'attendront pas que
des pierres trop volumineuses, que des lésions
organiques trop profondes, les placent dans la
nécessité de recourir à une opération qui, trop
souvent, ne met dans ces cas un terme aux souf-
frnces qu'en faisant cesser de vivre.

# INSTITUT DE FRANCE.

# RAPPORT

*Fait à l'Académie royale des Sciences, par MM. le chevalier* CHAUSSIER *et le baron* PERCY, *sur le nouveau moyen du Docteur* CIVIALE, *pour détruire la pierre dans la vessie, sans l'opération de la taille.*

LE secrétaire perpétuel de l'Académie pour les sciences naturelles certifie que ce qui suit est extrait du procès-verbal de la séance du lundi 22 mars 1824.

L'Académie nous a chargés, M. Chaussier et moi, de lui faire un rapport sur le mémoire que M. Civiale, docteur de la faculté de médecine de Paris, a soumis à son jugement dans la séance du 12 janvier dernier, et qui a pour titre *Nouveau moyen de détruire la pierre dans la vessie sans l'opération de la taille.*

De tout temps on a cherché à se délivrer de la pierre sans le triste secours d'une opération qui, dès son origine, extrêmement ancienne, fut l'effroi des malades, comme de nos jours elle en est encore la terreur, quoique la chirurgie moderne l'ait portée au plus haut degré de perfection.

Le vieillard de Cos regrettait vivement de n'avoir pu affranchir l'humanité de la nécessité de cette opération, qu'il avait bien raison alors d'appeler cruelle et meurtrière, et contre laquelle il avait conçu des préventions telles qu'il faisait jurer à ses disciples de ne jamais y recourir eux-mêmes, et d'en abandonner, à son exemple, la pratique, plus lucrative qu'honorable, aux opérateurs ambulans qui en faisaient leur état.

Hippocrate regardant à tort comme mortelles les plaies de la vessie, on devine facilement les motifs d'une répugnance qui n'était d'ailleurs que trop justifiée par les manœuvres souvent funestes de ceux qu'il laissait libres de colporter de toutes parts leur grossière industrie.

Parmi ces opérateurs *circonforains* se trouva un certain *Ammon* d'Alexandrie, qui, n'ayant pu, en plusieurs occurrences, extraire la pierre à cause de la trop petite voie qu'on lui ouvrait en ce temps au col de la vessie, osa la morceler avec une espèce de ciseau de statuaire, ce qui le fit appeler *lithotomos*, briseur de pierres, nom que portèrent après lui tous ceux qui se mêlèrent de l'opération que plus improprement sans doute on appela la taille.

Les Egyptiens effrayés ne voulurent ni d'Ammon ni de ses pareils. Long-temps ils s'en tinrent à l'usage abondant de leur eau sainte du Nil ; mais enfin, ayant appris à leurs dépens que cette eau était impuissante contre la pierre, ils se confièrent à une classe nouvelle de guérisseurs dont les procédés, non sanglans, n'avaient rien d'effrayant ni de douloureux.

Ces procédés consistaient à introduire dans l'urètre un chalumeau d'ivoire ou de bois, plus ou moins gros et long, dont ils bouchaient et débouchaient l'orifice à volonté, et par lequel ils insufflaient graduellement de l'air dans la vessie, d'où, après avoir, par l'anus, poussé le calcul vers le col de ce viscère, ils forçaient cet air à s'échapper brusquement, soit en comprimant, soit même en percutant l'hypogastre ; et une fois que le calcul était engagé à l'entrée, ou dans le trajet du canal ( qu'ils avaient élargi par la même insufflation ), ils l'attiraient au dehors, le plus ordinairement par une forte succion, et quelquefois à l'aide de quelques instrumens, ou d'une manipulation appropriée.

Voilà ce qui se faisait encore du temps de Prosper Alpin, qui rapporte avoir vu un Arabe nommé Haly, guérir ainsi le commandant turc

Horam-Bey , et peu de temps après deux Israé-
lites , au plus jeune desquels il retira avec la
plus grande facilité huit pierres qui ne laissaient
pas d'avoir un certain volume.

Roveretti, médecin envoyé en Egypte par la
république de Venise, avait été témoin d'une
opération semblable faite à un chrétien cophte
par un autre Arabe qui était de Sidon ; mais
cette fois la pierre était si grosse que l'opérateur
ne put en avoir qu'un peu plus de la moitié, et
qu'il fut obligé de remettre à un autre jour pour
avoir le reste, ce dont il vint très-bien à bout.

On trouve, dans Berovicius et dans notre Tol-
let, un récit curieux des mêmes faits; et ce dernier, d'accord avec Roveretti, pense que des
gens de l'art entreprenans et adroits pourraient
tirer un très-grand parti de cette singulière façon
d'extraire la pierre, dont nos savans et célèbres
membres de l'institut d'Egypte, et en particulier
MM. les barons Desgenettes et Larrey, ont encore rencontré l'usage parmi les médecins et les
habitans de cette antique contrée.

Long-temps Rome ne connut aucune sorte
d'opération. Le chou de Caton devait être son
unique médecine; et quand Archagatus y parla
d'*inciser* des calculeux, on le bannit bien vite de
la cité et du territoire. Mais dans la suite les
iatres grecs eurent bientôt inondé l'une et l'au-

tre; et chacun d'eux, à l'envi, vanta et vendit chèrement ses tisanes, ses pilules et ses opiats lithontriptiques, n'osant proposer autre chose pour la guérison de la pierre que tous prétendaient fondre dans la vessie, et qu'aucun n'y fondit jamais.

Toutefois parmi ces empiriques s'élevèrent de véritables lithotomistes qui habituèrent peu à peu les Romains à entendre parler d'opération, et qui firent celle de la pierre à la manière d'Ammon, d'Evelpiste, de Gorgias, de Mégès, et telle que l'a décrite, d'après ces anciens Hellènes, Celse, qui ne se doutait guère qu'elle dût un jour porter son nom.

En France, où pendant douze siècles les clercs exercèrent presque exclusivement l'art de guérir, quand on avait le malheur d'être affecté de la pierre, il fallait souffrir et mourir, les médecins ecclésiastiques n'ayant à prescrire que des remèdes sans vertus, et ne pouvant ni ne devant faire aucune opération, celle de la taille moins encore que toute autre, parce que, outre que le sang y coulait, ils la regardaient comme *vile*, *immonde* et *indécente*. Aussi tout retentissait des gémissemens des infortunés calculeux, à qui on ne laissait que l'épouvantable perspective de périr épuisés par des souffrances sans fin et par des médicamens sans effet, quoiqu'on appelât pompeusement ceux-ci des saxifrages divins, ou des lithontriptiques infaillibles.

Quelques-uns de ces chirurgiens, en petit nombre et de robe longue, autrement universitaires, que les médecins de l'époque n'avaient pu déshonorer ni asservir, touchés de l'inefficacité et de la vanité de ces remèdes trompeurs, obtinrent de Louis IX la permission de faire, sur un franc-archer de Bagnolet, condamné pour vols au supplice de la corde, et tourmenté dès sa jeunesse de la pierre, un essai d'où dépendait, disaient-ils, la destinée d'une foule de gens de bien en proie à la même maladie. Cet essai, à ce qu'on prétend, réussit, et le coupable obtint à la fois sa grâce et sa guérison ; mais on n'a jamais bien su le genre d'opération auquel il fut soumis. Monstrelet et Mézerai en ont parlé si diversement que l'art ni l'humanité n'ont rien gagné à une tentative hardie et louable sans doute, mais qui, pour prospérer, aurait eu besoin de plus de lumières et de plus d'expérience qu'on n'en avait alors.

Quelques compilateurs, tels que Guillaume de Salicet, Gui de Chauliac, stériles échos d'écrivains aussi peu versés qu'eux dans la pratique des opérations, avaient bien indiqué le manuel de celle de la taille, tel que les arabistes le leur avaient transmis ; mais on aimait mieux s'en tenir, comme eux, au facile conseil de remèdes toujours infructueux et toujours usités ; de sorte que les Français n'eurent réellement de lithotomistes que vers 1525, année mémorable, où un seigneur opulent, ayant la pierre, dont il ne trouvait personne à Paris pour le délivrer, fit venir à grands frais d'Italie un opérateur appelé Octavien de Villa, qui lui rendit ce service important, et tailla, par la même occasion et avec un égal succès, deux magistrats qui, comme lui, avaient long-temps langui, faute de lithotomistes.

Notre Italien, élève de Marianus Sanctus, qui l'avait été lui-même de Jean des Romains, auteur de la meilleure méthode qu'on eût en ce temps, s'étant, dans le cours de son voyage, arrêté à Traisnel, en Champagne, Laurent Collot, qui exerçait la chirurgie dans cette petite ville, s'empressa de le recevoir chez lui, et le traita avec une distinction toute particulière. Octavien, touché de tant de soins, et voulant récompenser une hospitalité si généreuse, révéla le secret de ses procédés à Collot, dans la famille de qui il resta héréditaire jusqu'à la fin du dix-septième siècle, sans avoir été pratiqué par d'autres que par les fils ou les gendres, et sans qu'Ambroise Paré, le confident et l'ami de Laurent , eût osé faire cette opération, lui qui en faisait tant d'autres non moins difficiles.

Cependant, au seul nom de Collot, les pauvres calculeux frémissaient et imploraient avec instance les moyens d'échapper à ses ferremens. Les remèdes jusque là en vogue ne purent plus les satisfaire ; on en inventa de nouveaux, parmi lesquels le jus d'ognon prévalut quelque temps, et ne leur inspira non plus qu'une fausse sécurité , quoiqu'on lui eût vu dissoudre à la longue quelques pierres hors de la vessie.

Bientôt on célébra dans toute l'Europe les propriétés dites incomparables de l'*uva ursi* , auxquelles nulle pierre ne devait résister. Les livres de médecine , les journaux , les gazettes , ne parlèrent plus que d'observations concernant ce prétendu spécifique que de guérisons dues à son usage.

Les eaux minérales eurent aussi leur tour , et Spa , Seltz , Contrexeville, etc. , ne désemplirent pas de buveurs qui , ayant cru trop facilement y laisser leur pierre , se désolaient d'être réduits à la remporter chez eux. Au milieu de ces fausses espérances et de toutes ces déceptions , les successeurs de Collot ne manquaient pas d'occupation ; mais leurs succès étaient plus rares et plus difficiles , à raison du temps perdu par les malades en vains tâtonnemens, temps durant lequel la pierre s'était accrue, la vessie affectée et le tempérament détérioré.

Deux fois dans le même siècle les calculeux se crurent certains d'éviter l'opération. On se souvient du beau rêve que leur fit faire une miss anglaise appelée *Stephens*, comparable, sous plus d'un rapport, à cette demoiselle française qui naguère avait promis de convertir en nectar et en ambrosie vos vins de la plus mauvaise qualité. Aucun calcul ne devait méconnaître la puissance des remèdes Stephens. Ils eurent pour apologistes les premiers médecins de France et d'Angleterre, et ils en trouvèrent jusque parmi les lithotomistes les plus accrédités : ce qui fit l'éloge de leur cœur et non de leur raison. Avec quel plaisir, avec quelle confiance on buvait le merveilleux dissolvant qui n'était, comme on sait, qu'une eau de chaux préparée ! Au moindre flocon, à la moindre mucosité un peu concrète que charriait l'urine, on criait au miracle ; c'était la pierre qui se fondait, c'étaient ses débris qui s'en allaient ; et tel fut l'incroyable engouement des gens du monde, et même de quelques hommes de l'art, que les instrumens consacrés à la lithotomie furent proclamés désormais inutiles et mis en interdit, qu'on leur fit dérisoirement leur procès, et que par une sentence, moitié comique, moitié sérieuse, il leur fut enjoint de se cacher pour toujours.

Après avoir ri, on pleura; et les calculeux ne furent pas long-temps à s'apercevoir qu'ils n'avaient eu qu'un songe. Une désespérante expérience fit taire les imprudens louangeurs. Les instrumens furent tristement réhabilités, et les malades, trompés dans leur attente, n'épargnèrent ni à la Stephens ni à ses aveugles-partisans les sarcasmes et les malédictions.

L'opération qu'un ermite charitable avait, par instinct ou par imitation, changée et améliorée, fit des progrès non moins essentiels entre les mains d'un autre moine doué de plus d'industrie et de sagacité; et pendant les cinquante ans qui séparèrent ces respectables réformateurs, l'élite des chirurgiens français, anglais et hollandais, s'appliqua sans relâche à tracer, à éprouver de nouveaux procédés pour rendre plus sûres et plus parfaites les méthodes que tantôt le hasard et tantôt le génie venaient de découvrir.

Ce fut pendant cet espace de temps que brillèrent les Ledran, les Morand, les Lecat, les Cheselden, les Louis, et tant d'autres dont on aime à répéter les noms; mais le zèle, le talent et les efforts de ces hommes si recommandables ne purent dépouiller l'opération qu'ils avaient si habilement perfectionnée des douleurs ni du formidable appareil que redoutaient tous les calculeux qui s'en croyaient menacés.

Aussi, pour les y dérober, que n'a-t-on pas imaginé, que n'a-t-on pas expérimenté! Halles, savant physicien anglais, peu content de ses propres essais, et rejetant tous ceux qui avaient eu lieu avant lui, présuma qu'une longue immersion du calcul dans de l'eau mêlée d'urine, devait encore être le meilleur des dissolvans, et il inventa un moyen tout simple d'en faire passer dans la vessie un tonneau dans vingt-quatre heures, sans danger ni grande fatigue pour le malade; ce qui, tant par le choc continuel de la colonne aqueuse contre la pierre que par la macération prolongée de celle-ci, devait l'user, l'amollir, la décomposer peu à peu. Ce moyen, c'était une sonde formée de deux canaux adossés, par l'un desquels on pouvait faire entrer le liquide dans la vessie, tandis qu'après l'avoir parcourue il devait sortir par l'autre; idée très-ingénieuse qui, bien abusivement, était restée dans l'oubli, et qu'un de nos jeunes et savans confrères a renouvelée il y a peu de temps, ayant sans doute eu le bonheur de la concevoir à son tour sans le secours ni du livre d'Halles ni de l'ouvrage de notre honorable collègue Deschamps, où elle se trouve également consignée.

Il est fâcheux qu'on n'ait encore fait qu'effleu-

rer parmi nous l'épreuve de la sonde hallésienne,
tandis que chez nos voisins elle a déjà été suivie
avec une persévérance qu'on dit même avoir été
portée jusqu'au ridicule. On raconte qu'à Vienne
des calculeux, ayant cette sonde dans la vessie,
ont été exposés, les jambes en l'air, pendant
des jours de pluie, à la chute de gouttières ar-
rangées pour fournir sans interruption une colonne d'eau qui, tombant de haut, devait produire une puissante collision sur la pierre, et la
décaper sensiblement. C'est tout ce que nous
avons appris de cette singulière manœuvre; encore est-il très-possible qu'on nous ait trompés.
Mais il n'en est pas moins vrai que, renfermée
dans les bornes d'une sage réserve, elle mérite
toute l'attention des hommes de l'art, et qu'elle
doit surtout fixer celle des chimistes, qui trouveront peut-être un jour une liqueur plus active
que l'eau simple, aussi inoffensive qu'elle pour
la vessie, et qui, portée sans cesse et abondam-
ment dans ce viscère, finira par y mettre réellement la pierre en état de dissolution.

Ce vœu et ce présage appartiennent à tous les
bons cœurs. Ils reposaient au fond de celui de
notre bon et savant Fourcroy et d'un collègue
non moins sensible, non moins éclairé, qui nous
écoute en ce moment, et qui gémit en secret de
n'avoir pu encore faire à ses frères souffrans et

malheureux le présent que sa science leur promettait, et qu'ils attendaient du dévouement le plus sincère et le plus généreux.

On ne se rappelle pas sans un plaisir mêlé de reconnaissance et de regrets avec quelle ferveur ces chimistes si justement célèbres travaillèrent à la découverte de réactifs capables de mettre en fusion, dans la vessie même et sans en blesser les parois, les différens calculs dont ils avaient si bien réussi à distinguer la nature et à analyser les élémens. Rien n'égala ni leurs transports lorsqu'ils publièrent leurs premiers aperçus, ni l'excès de leur joie quand ils se crurent tout près du but qu'ils s'étaient proposé. L'un d'eux, celui qui était le plus susceptible de s'enthousiasmer, nous déclara aussi que bientôt on n'aurait plus besoin de nos instrumens lithotomiques, et que si nous voulions les garder ce ne devait être que pour les montrer à nos élèves comme de purs objets de curiosité. La pieuse exaltation de Fourcroy n'aboutit qu'à faire sentir encore plus vivement la déplorable nécessité des instrumens qu'il avait prématurément proscrits; et les calculeux, si prompts à s'abuser, furent encore réduits à chercher leur salut dans l'opération dont il leur avait été si doux de se croire exempts.

Il en avait été de même quelques années auparavant, lorsque le docteur Manduyt de La Varenne, cédant à l'illusion d'un homme de bien, se pressa tant d'annoncer à la Société royale de médecine qu'au moyen de l'électricité dirigée avec prudence jusque dans la vessie, on viendrait à bout d'y mettre la pierre en fusion, ou de la faire tomber en poussière, ce que personne, pas même l'auteur du projet, n'osa jamais tenter.

MM. Prevost et Dumas auraient-ils été plus heureux avec la pile galvanique, et en introduisant dans la vessie deux conducteurs écartés l'un de l'autre et faisant office de pôles, pour déployer sur la pierre, en contact avec eux, la même action que le fluide exerce sur cette concrétion ( si elle ne contient que très-peu ou point d'acide urique ) quand elle est, ainsi que les fils, plongée dans un vase rempli d'eau? Quel bonheur pour les calculeux si ces deux estimables physiciens pouvaient un jour accomplir une si belle théorie, et réaliser de si grandes espérances ! Mais combien de difficultés ils auraient à vaincre, à combien de méditations ultérieures, de tentatives, d'essais de toutes sortes, ils devront encore se livrer avant d'obtenir un succès dont ils se montrent si dignes, mais qui peut-être leur paraîtra bientôt encore plus impossible qu'à nous, malgré l'assurance du contraire donnée par le docteur Gruithuisen, Bavarois, qui, ayant devancé de dix ans dans les mêmes expériences nos chimistes génevois, annonça publiquement alors qu'avec six cents disques on devait réussir.

On a dit qu'un moine de Cîteaux, affecté d'une pierre, dont Hoïn père, habile chirurgien de Dijon, avait été sur le point de l'opérer, avait imaginé d'introduire dans la vessie une sonde creuse et flexible dans laquelle il faisait glisser une longue tige d'acier, droite, de forme ronde, et terminée inférieurement par un petit biseau qu'il poussait jusqu'au calcul; qu'alors avec un marteau d'acier il frappait à petits coups secs et brusques sur le bout extérieur de la tige, ce qui ne manquait guère de détacher quelques parcelles, quelques éclats, que les urines entraînaient au dehors, et dont il avait, en moins d'un an, rempli une petite boîte qu'il montrait volontiers aux curieux.

Si ce fait était bien prouvé, nous pourrions y trouver la première pensée du procédé sans comparaison plus rationnel et plus méthodique dont nous avons à rendre compte à l'Académie.

Un autre fait assez analogue, mais plus récent et plus connu, c'est celui que le docteur Scott de Bombay a publié, il y a quelques années, dans le journal dit de l'Institution royale, dont le professeur Monrò d'Edimbourg n'oublie pas de citer, dans ses leçons, les principales circonstances, et qu'on a pu lire, il y a quelques années, dans la Bibliothèque britannique rédigée par M. Pictet. Il s'agit d'un colonel anglais, nommé Martin, employé dans l'Inde, et résident alors à Leschnow, lequel ayant la pierre, dont il souffrait presque sans relâche, s'avisa de l'expédient suivant : il construisit un gros stylet d'acier, courbé en forme de mandrin, sur la convexité duquel il avait pratiqué une lime bien trempée et qu'il faisait parvenir, à la faveur d'une sonde creuse élastique, dans la vessie, où, à force de le faire passer et repasser sur la pierre, il avait fini par l'user et la réduire en poudre ; c'est du moins ce qu'on a dit dans les papiers publics, et ce qu'on a assuré à M. Monrô, en la possession de qui se trouve actuellement l'instrument même de M. Martin, dont il existe un dessin à la suite de l'histoire chimique des calculs par M. Marcet, ouvrage anglais que vient de traduire en notre langue M. Riffaut.

On ne pourrait nier, si ce second fait était plus clairement exposé, et que la date en fût mieux constatée, qu'il n'eût été propre à donner l'éveil à M. Civiale, et à le mettre sur la voie de la frangibilité possible de la pierre gisant dans la vessie, par des moyens mécaniques bien combinés ; mais, dans la position où était ce médecin, il n'avait besoin que de lui-même et de ses

propres inspirations, pour faire sa découverte.
Depuis quelque temps il était préoccupé de
l'idée de dissoudre la pierre au moyen d'une
poche inaltérable, susceptible d'être portée dans
la vessie pour s'y déployer et reployer à volonté,
et dans laquelle le calcul attiré et enfermé, serait attaqué par des agens chimiques qu'on y in-
jecterait, espèce de chimère qu'avaient pour-
suivie, avant qu'il y songeât lui-même, plusieurs
jeunes médecins qui, n'ayant pas eu plus de
succès, ne sont pas arrivés, comme lui, à un
résultat bien autrement positif et intéressant.
Pour choisir l'agent chimique propre à attaquer
la pierre, il fallait d'abord s'assurer de la nature
de celle-ci; il fallait s'en procurer des échan-
tillons; et comment y parvenir sans faire agir
sur elle un corps dur, un instrument capable de
l'érailler, de la perforer et d'en amener au-de-
hors quelques portions, pour les analyser et
déterminer en conséquence le réactif convenable ? Or, c'est au milieu de ces rêveries que
le projet d'écraser la pierre, de la broyer, de la
détruire mécaniquement, au lieu de tenter de
la décomposer par des agens chimiques, dut se
présenter à l'esprit de notre docteur, pour s'en
emparer entièrement. Dans cette supposition,
il n'avait plus qu'à inventer les moyens mécani-

2*

ques propres à effectuer ce projet, sans comparaison plus rationnel et plus praticable que l'autre.
Mais avant tout il fallait mûrir et coordonner des
idées qu'il croyait être toutes de lui, tandis que
des vues, sinon identiques, du moins analogues,
étaient consignées, depuis 1813, dans une gazette médicale allemande de Saltzbourg, dont il
devait ignorer jusqu'à l'existence.

C'est là qu'à son grand étonnement il a vu
que l'initiative de son système lithontripteur ap-
partenait au même docteur qui avait aussi devancé de onze ans nos intéressans expérimenta-
teurs MM. Prevost et Dumas, et il lui a suffi de
jeter les yeux sur les dessins et l'explication des
instrumens, quoique informes et purement imaginaires, de M. Gruithuisen, pour ne prendre
rang qu'après lui, quoiqu'il eût aussi de son côté
tout découvert, et sans rien emprunter à autrui.
Mais si M. Civiale se contente modestement de
la seconde place relativement à l'époque du
plan vague, incohérent, et pourtant ingénieux,
du docteur bavarois, nous croyons qu'il mérite
la première pour la manière heureuse, et on
peut dire savante, dont il a établi, développé et
mis en œuvre un projet à peine ébauché dans
une gazette étrangère; resté inculte et oublié
dans le pays qui le vit naître; tout entier en

théorie et en spéculation , et n'ayant jamais eu le moindre commencement d'exécution, ni dans ses instrumens ni dans son emploi.

Quoi qu'il en soit, en 1818, au mois de juillet, M. Civiale présenta au ministre de l'intérieur la demande d'avances pécuniaires pour faire construire des instrumens de son invention qu'il disait propres à détruire la pierre dans la vessie sans recourir à l'opération de la taille. Cette demande fut renvoyée quelques jours après , sous le n° 20,639, à la Société de la Faculté de médecine, avec un mémoire explicatif de plusieurs dessins relatifs 1° à la théorie de la poche dont nous venons de parler , et 2° à l'appareil instrumental que l'auteur nommait déjà alors lithontripteur. Le 14 du même mois, la Société donna à M. Civiale les deux mêmes commissaires que l'Académie lui a donnés en dernier lieu ; mais cette fois ils ne firent pas de rapport, et les choses en restèrent là.

Cependant cet appareil lithontripteur fut exécuté l'année suivante par un mécanicien de Paris, avec les modifications et les perfectionnemens dont il jouit aujourd'hui ; de sorte qu'on peut faire remonter à quatre ou cinq ans la méthode qui nous occupe, quoiqu'elle n'ait été bien connue , et qu'elle n'ait eu toute sa consistance que depuis un peu plus de trois années.

Le premier pas à faire, et peut-être n'y en avait-il pas de plus difficile, c'était de faire pénétrer une sonde droite dans l'urètre et dans la vessie. On avait bien vu Desaulx et M. Deschamps sonder avec une algalie demi-courbe; Lassône, en décrivant anatomiquement l'urètre, avait bien fait entendre que ce canal tortueux, mais flexible, et partout extensible, excepté à son orifice extérieur, pouvait se prêter à toutes les directions et même devenir tout-à-fait rectiligne, sous une sonde ayant cette forme; on avait bien trouvé dans l'officine d'un chirurgien de Portici de longues sondes d'airain, toutes droites, qui ne devaient avoir servi qu'au cathétérisme; il faut ajouter que le médecin de Bavière avait cru aussi à la possibilité et même à la facilité d'introduire dans l'urètre et dans la vessie le tube d'argent de quatorze pouces de long, et ayant quatre lignes de diamètre, par lequel il propose de commencer son opération ; mais personne n'avait encore fait usage de cet instrument parmi nous; à moins que le docteur Amussat, qui aspire ouvertement à la priorité sur ce point, et dont on connaît le beau travail sur l'urètre, n'eût employé avant 1818 de semblables sondes , ce qu'il ne nous appartient pas plus d'approfondir qu'il ne nous conviendrait de décider entre M. Civiale, à qui on

attribue la découverte tout entière, et son confrère M. James Leroy, qui en revendique une
grande partie. Nous aimons mieux croire que
ces médecins estimables, contemporains et con-
disciples, ont pu avoir, sans s'être fait de confi-
dence, la même pensée, comme il est clair que
M. Civiale s'est rencontré avec le docteur de la
gazette de Saltzbourg sans jamais avoir entendu
parler ni de lui ni de cette gazette, et qu'étant
partis l'un après l'autre du même point, et en
suivant la même route, c'est M. Civiale qui est
arriver le premier.

C'était donc par la sonde droite qu'il fallait
commencer, et notre docteur eut bientôt acquis l'habitude de la manier avec autant d'ai-
sance et de prestesse que la sonde courbe ordinaire.

Il n'y avait pas d'autre moyen de porter les
autres instrumens jusqu'à la pierre, ni de leur
imprimer les mouvemens nécessaires. Mais quels
seront ces autres instrumens ? Il en faut d'abord
un qui s'empare du calcul, qui le saisisse dans
sa totalité, et ne le laisse plus échapper qu'au
gré de l'opérateur.

Nous ne pouvons pas dire, par rapport à cet
instrument, qu'il soit véritablement de l'invention de M. Civiale, puisqu'on en trouve le mo-
dèle parmi les tire-balles décrits et gravés dans

Barthélemy , Maggi et André de La Croix; qu'on le rencontre de même dans le livre de Franco, qui l'a appelé son quadruple vésical , et que M. Deschamps l'a fait représenter dans l'une des planches de son ouvrage ; mais enfin s'il ne l'a pas tout-à-fait imaginé , comme il ne lui eût pas été très - difficile de le faire, on peut dire que c'est lui qui a su l'appliquer le plus à propos. C'est encore une sonde , mais une sonde d'acier, pouvant entrer dans la première , droite et creuse comme elle , et portant trois branches très-élastiques, courbes , restant rapprochées et invisibles tant qu'elles sont enfoncées dans la sonde principale , qui leur sert de gaîne, et quand on les pousse au dehors , s'épanouissant par l'effet de leur ressort, et formant comme une cage , comme une bourse d'acier où l'on parvient plus ou moins vite à faire entrer la pierre , sur laquelle on la ferme aussitôt en retirant la sonde à soi, c'est - à - dire en arrière , autant que le volume du corps étranger ou le sens dans lequel il a été chargé peuvent le permettre.

Dans la seconde sonde, ou plutôt dans le cylindre formant la pince , est un long stylet d'acier, qui y entre et peut y tourner librement, et qui se termine , du côté de la vessie , et entre les serres de la pince, par une lime en fraise ,

ou par une petite scie circulaire, un trépan py-
ramidal, un simple carrelet, selon la circonstance, la grosseur et la nature présumée de la
pierre. Celle-ci étant bien fixée, on pousse
contre elle le stylet mobile, et au moyen d'une
poulie dont il est pourvu à son extrémité extérieure, d'un tour d'horloger sur lequel on le
monte, et d'un long archet à corde de boyau,
on le fait tourner comme quand on veut percer
un trou dans une plaque de métal. A peine la
machine est en activité qu'on entend le bruit
sourd ou sonore du broiement ou du brisement qui s'opère sur le calcul, selon la mollesse
ou la dureté dont il jouit, et le patient ne manifeste que très-peu ou point de douleur.

A mesure que le travail avance, on fait marcher dans la même proportion le stylet contre
la pierre, en suspendant un moment l'action
de l'archet que l'on reprend bientôt, pour com-
minuer de plus en plus la concrétion ennemie,
et hâter, si l'opérateur ou le malade ne sont pas
trop fatigués, l'œuvre de sa destruction, laquelle, ne devant s'achever qu'à deux ou trois
reprises, est ajournée à des termes plus ou moins
rapprochés. Une mixtion spontanée ou une
injection d'eau tiède dans la vessie, termine ordinairement la séance, et fait rejeter par l'u-
rètre, qu'a dilaté la grosse sonde, des éclats,

des fragmens plus ou moins nombreux et considérables , ou du sédiment bourbeux qui se
précipite bientôt et qu'on peut recueillir aisé-
ment.

Dans le principe M. Civiale employait, au lieu
de l'archet , une manivelle qu'il est assez disposé
à reprendre , d'abord parce qu'il la trouve plus
simple et au moins aussi commode, et en second
lieu parce que l'idée de l'une est de lui , tandis
que celle de l'autre passe pour lui être étrangère.

Nous omettons à dessein une foule de détails
descriptifs et de minutieuses précautions , qui ,
bien que concourant à l'ensemble de l'opération,
ne pourraient être saisis à une simple lecture.
Mais il nous importe de dire, et il faut qu'on
sache que nous avons assisté aux diverses épreuves , presque publiques , que M. Civiale a faites
de sa méthode , tant sur le cadavre que sur
des individus vivans , et que nous nous sommes
intuitivement assurés de l'exactitude de tout ce
qu'il nous avait annoncé d'avance.

Ainsi des pierres véritables , ayant été introduites par une incision dans la vessie de plusieurs cadavres , y ont été saisies et incarcérées
dans la pince , presque sans difficulté ; et une
fois prises et bien arrêtées , le lithontripteur les
a mises en pièces , ou pulvérisées presque sans
désemparer.

C'est dans le cours de ces épreuves que nous avons pu remarquer que durant la térébration la vessie est à l'abri de toute lésion de la part de l'instrument, et nous convaincre du peu de fondement des craintes que nous avions conçues à cet égard dans l'opération sur le vivant.

Combien, dans celle-ci, nous avons dû redoubler d'attention et de vigilance pour en bien observer toutes les circonstances, en apprécier tous les procédés, en peser également les avantages et les inconvéniens, afin d'être en état de fixer le degré de confiance qu'on pourrait lui accorder, et de prononcer avec connaissance de cause et avec la plus rigoureuse impartialité sur le rang qu'elle méritait d'occuper parmi les inventions essentiellement utiles !

## PREMIÈRE OBSERVATION.

Le 13 janvier dernier, nous nous rendîmes au domicile de M. Civiale, où étaient déjà arrivés plusieurs médecins et chirurgiens d'une réputation honorable, tels que MM. Larrey, Giraudy, Nauche, Sue, Sédillot et autres, et nous y trouvâmes le sieur Gentil, âgé de trente-deux ans, ayant depuis près de quatre ans une pierre assez grosse et dure, de l'existence de laquelle nous nous assurâmes par une exploration décisive, et qui, plein de courage et de résolution, attendait le commencement d'une épreuve, dont il espérait bien sortir sain et sauf, et de laquelle il avait mûrement calculé les chances avant de s'y soumettre, et de lui donner la préférence sur l'opération ordinaire.

S'étant placé lui-même sur un petit lit, et la pierre ayant été de nouveau reconnue, M. Civiale fit pénétrer jusqu'à elle, et presque du premier coup, la grosse sonde droite, portant dans son intérieur la pince et le lithontripteur. Le méat urinaire n'offrit aucune résistance au passage de cette sonde préalablement enduite de cérat, et la pierre fut chargée d'emblée. Alors on procéda à la trituration. Chaque coup d'archet fit entendre à tous les assistans un bruit ou craquement qui annonçait à la fois la dureté d'une pierre murale ou d'oxalate de chaux, et la vivacité de son morcellement. Trois fois l'opérateur reprit haleine, et donna relâche au patient, qui éprouvait plus de gêne que de douleurs réelles. Au bout de quarante minutes, le sieur Gentil descendit seul du lit, rendit avec un peu d'urine l'eau qu'on lui avait injectée dans la vessie, et fut bien content de rejeter en même temps des débris nombreux de sa pierre, qu'on jugea devoir être diminuée d'un tiers dans cette première séance.

Il y en eut une seconde le 24 du même mois, et nous eûmes la satisfaction d'y voir , outre les témoins de la précédente , M. Magendie, notre savant collègue, et MM. Serres et Aumont, dont les noms sont si avantageusement connus. Le brisement de la pierre fut continué sans aucune circonstance digne de remarque.

Le 3 février suivant, la délivrance de Gentil fut complète; il sortit de la vessie lavée et détergée une quantité plus considérable que jamais de fragmens et de *détritus* pulvérulens, qui, recueillis les uns et les autres, ont donné la mesure approximative de la pierre.

Quelques bains de siége , quelques injections, et l'usage d'une boisson douce et détersive ont été les seuls auxiliaires d'une opération pour chaque reprise de laquelle le sieur Gentil venait à pied chez M. Civiale , et qui , de ce jeune homme depuis si long-temps triste et souffreteux , a fait le mortel le plus gai et le plus heureux.

Nous l'avons revu plusieurs fois; nous l'avons sondé sans rien trouver ; et tout annonce une cure parfaitement radicale , sauf toutefois les chances d'une récidive éventuelle dont la lithotomie elle-même ne préserve pas , et contre la-

quelle on peut d'autant moins établir une ga-
rantie positive que, dans l'opération Civiale, la
pierre étant très-divisée, il est plus facile d'en
laisser un fragment dans la vessie, où il devien-
drait bientôt un autre calcul.

## DEUXIÈME OBSERVATION.

Le nommé Laurent, de Reims, ayant été
adressé par le docteur Simons, médecin de cette
ville, à M. Civiale, et s'étant logé rue Chaussée-
du-Ménil-Montant, n° 59, pour être opéré d'une
pierre dont le noyau devait être un haricot blanc,
selon une déclaration du malade qu'il serait in-
discret et superflu de faire connaître ici, nous
nous transportâmes le 4 février de cette année
chez le calculeux, où M. le docteur Souberbielle, lithotomiste très-exercé et très-répandu,
nous accompagna, conduit plutôt encore par le
désir de voir prospérer la méthode nouvelle
que par la curiosité qu'elle devait naturellement
lui inspirer. Quelques jours d'avance M. Civiale
avait mis dans l'urètre une sonde flexible, d'a-
bord du numéro 9, et graduellement d'un calibre plus fort, afin d'élargir ce canal et d'en
rendre l'accès plus facile à la grosse sonde du
brise-pierre. Celle-ci fut introduite sans ob-

stacle, après la certitude itérativement acquise de l'existence du calcul que nous jugeâmes être peu compacte et de la grosseur d'un marron. Alors l'archet fut mis en jeu, et le corps étranger ne tarda pas à être entamé, mais sans qu'on pût entendre autre chose qu'un bruit sourd et parfois très-obscur. La vessie étant très-irritable et très-contractile, on abrégea la manœuvre, et on n'y revint que le 7, après qu'on eut fait usage de quelques sangsues, et qu'on eut multiplié les injections émollientes. Dans cet intervalle, il était sorti plusieurs petits morceaux friables de la pierre, et beaucoup de sédiment salino-terreux. Le résultat de cette seconde opération fut l'éjection de quelques portions du calcul divisé, et de deux ou trois petites masses d'une matière animale visqueuse, qui, pressée entre les doigts, laissait sentir des granulations légères et faiblement agglutinées.

Dans une troisième réunion, qui eut lieu le 10, la pince ayant saisi quelque chose qui parut peu solide et peu volumineux, il se trouva que c'était le haricot générateur de la pierre, lequel était dépouillé de son incrusation et portait un germe saillant assez gros et frais comme en pleine germination.

Quelques jours après nous nous assemblâmes pour la dernière fois avec MM. Souberbielle,

Nauche, Delattre, etc., pour mettre fin à notre entreprise. La grosse sonde à trois branches ne ramena que de faibles fractions avec lesquelles se trouva pêle-mêle une sorte de membrane que nous prîmes d'abord pour une coque vide d'hydatides, et que nous reconnûmes ensuite être la pellicule du haricot. Le docteur Souberbielle ayant parcouru, en tous sens, la vessie, avec une algalie ordinaire, annonça qu'il existait encore un fragment, mais cribleux, léger et susceptible d'une extraction facile. En effet ce dernier fragment s'étant avancé de lui-même au-delà du col de la vessie, il fut aisé à M. Civiale de l'en retirer à l'aide d'une longue pince, dite de Hunter, et qu'on pourrait tout aussi bien appeler de Hallés, qui en a parlé le premier.

Laurent, entièrement débarrassé de sa pierre et ivre de joie et de bonheur, partit au bout de peu de jours pour Reims, d'où il doit de temps en temps nous faire donner de ses nouvelles par le docteur Simons.


## TROISIÈME OBSERVATION.


M. P. de Paris vient tout récemment de nous fournir une troisième observation, qui ne sera pas moins concluante que les deux premières.

Ce jeune homme s'étant lui-même préparé à l'opération, soit en prenant quelques bains de siége, soit en se dilatant le canal urétral avec des bougies d'un calibre gradué, il y fut soumis pour la première fois le 2 du mois courant, en notre présence et sous les yeux de M. Souberbielle et de plusieurs de ses confrères. La pierre de la grosseur d'un œuf de pigeon, ou à peu près, mais n'ayant qu'une dureté médiocre, fut saisie et attaquée avec un plein succès. Le 5 on ne réussit pas à la trouver, et cette seconde séance fut nulle. M. Civiale, ayant reconnu la nécessité d'employer un lithontripteur plus fort que celui qui avait servi trois jours auparavant, pratiqua une légère moucheture à l'orifice de l'urètre ; il ouvrit par ce moyen un libre accès à l'instrument, qui dès-lors agit en toute liberté et fit beaucoup d'effet.

Le 18 eut lieu le troisième acte, auquel se trouvèrent M. le docteur Canin, ex-chirurgien principal des armées, M. le docteur Puzin, chirurgien-major des gardes-du-corps de Monsieur, frère du roi, et plus de douze autres témoins également éclairés et honorables.

Ce jour, introduire le lithontripteur, trouver et charger le calcul, quoique bien diminué, en ruginer, en moudre une grande partie, fut l'affaire de quelques momens. De petites agglomérations de graviers et beaucoup de sable très-fin, comparable à la terre des couteliers, furent rejetés avec les urines et les injections. On retira de la vessie avec la longue pince de Hallés trois ou quatre petits paquets d'un mucus, enveloppant quelques grains calculeux. La cure fut regardée comme prochaine ; on convint néanmoins que dans quelques jours M. P. serait de nouveau examiné et sondé ; et que, dans le cas où l'on rencontrerait quelques débris de la pierre échappés aux dernières recherches , on l'en dé livrerait par le moyen des injections , ou s'il le fallait par l'emploi de la pince dont il était loin de s'effrayer.

Cette troisième opération va être suivie de plusieurs autres qui sont arrêtées d'avance ; et incessamment un personnage d'un nom et d'un mérite éminens s'y soumettra pour une pierre qui, depuis long-temps , fait le tourment et le malheur de sa vie.

Nous eussions bien désiré rencontrer une femme ayant un calcul , pour pouvoir la traiter et la guérir par la nouvelle méthode; ce qui doit être bien plus facile encore chez les femmes que chez les hommes , à raison de la structure toute différente des organes , structure qui donne de plus aux personnes du sexe l'avantage d'être infiniment moins sujettes à la pierre , dont elles peuvent de bonne heure rejeter les premiers élémens.

Mais de quelque bon augure que soient les faits que nous venons de rapporter, il ne faut pas croire que les choses puissent toujours se passer aussi bien. On va voir qu'outre qu'il y aurait de la témérité à compter sur des succès constans et imperturbables, il est des cas dans lesquels l'appareil lithontripteur ne peut ni être appliqué, ni remplir l'objet de son application. Qu'une pierre, par exemple, ait des dimensions extraordinaires et sans proportion avec le développement de la pince destinée à la saisir, on sent que dans cette circonstance, qui heureusement ne se voit que de loin en loin, il faudrait renoncer à la méthode lithontriptique et appeler à son secours la taille hypogastrique. Cette méthode ne sera pas moins impuissante à l'égard des pierres adhérentes, enkistées, chatonnées, lesquelles, par bonheur encore, sont aussi très-rares, et à cause de leur fixité, de leur immobilité, font beaucoup moins souffrir, et sont plus long-temps supportables que les calculs libres et errans, les seuls qu'on puisse charger et étreindre avec les instrumens de M. Civiale.

Des pierres ayant pour noyau une grosse aiguille métallique, un cure-dent, un cure-oreille d'or, d'ivoire, d'os, de baleine ; un poinçon d'a-

cier, un bout de tuyau de pipe en corne ou en fer,
une balle de plomb , ou un petit éclat de bombe
ou d'obus, comme on en trouve des observations dans les mémoires de l'Académie royale
de chirurgie, comme nous en avons vu et déposé
dans les cabinets de la Faculté de médecine de
Paris , et comme , avant nous, les Collot , Moi-
nicken , Covillard, Mareschal, J. L. Petit, Morand , Desaulx , etc. , en avaient trouvé dans
quelques-unes de leurs opérations ; de pareilles
pierres assurément ne seraient pas destructibles
par notre mécanique , quoique , pour tout dire ,
elles pussent à sa faveur perdre de leur volume ,
de leur pesanteur, et devenir un peu moins douloureuses , ce qui ne les mettrait pas encore
hors du domaine de la taille....

Par le procédé Civiale , on parviendrait sans
doute à user et à briser un noyau de prune autour duquel se serait formée une concrétion
calculeuse, et telle qu'on en a vu deux ou trois
fois. A plus forte raison viendrait-on à bout
d'un épi de blé, de seigle, ou de gramen com-
mun ; ou d'un morceau d'alumette de sapin ,
ou d'un fragment de bougie , ou d'un gros pois ,
d'une fève , etc. , comme les lithotomistes, en
ont trouvé au centre de plusieurs pierres. Quant
aux haricots, nous avons fait à leur égard nos
preuves d'une manière irrécusable. Mais il est

des vessies si sensibles, si rétrécies , si racornies, enfin tellement affectées qu'on aurait bien de la peine à y faire agir les instrumens lithontripteurs, et qu'il serait peut-être imprudent de les y porter, quoiqu'on sache très-bien que, l'état pathologique de la vessie ne dépendant souvent que de la présence de la pierre , quand elle est murale surtout , il suffit d'ôter ou de détruire ce corps étranger pour que le viscère se rétablisse même assez promptement.

Les enfans, à moins qu'ils ne soient en très-bas âge, ne nous paraissent pas devoir être absolument exclus de l'opération Civiale. On objectera peut-être la petitesse de leur pénis ; mais, outre que cette supposition est un peu gratuite, puisque les attrectations, les allongemens forcés que la douleur à l'extrémité de l'urètre les habitue à exercer sur cette partie en accroissent singulièrement et prématurément la mesure et le volume, ne peut-on pas faire construire des instrumens assortis à cette classe si intéressante de calculeux, comme on a fait dans l'autre méthode, à laquelle nous ne sommes pas sûrs que, malgré cette précaution , il ne fallût en renvoyer plusieurs?

D'après ce qui précède, et voulant tenir un juste milieu entre l'enthousiasme qui exagère tout et la prévention contraire qui cherche à tout rabaisser, nous estimons que la méthode nouvelle proposée par M. le docteur Civiale, pour détruire la pierre dans la vessie, sans le secours de l'opération de la taille, est également glorieuse pour la chirurgie française, honorable pour son auteur, et consolante pour l'humanité; que nonobstant l'insuffisance dont elle peut être dans quelques cas, et la difficulté de l'appliquer dans quelques autres, elle ne peut manquer de faire époque dans l'art de guérir, qui la regardera comme une de ses ressources les plus ingénieuses et les plus salutaires ; enfin, que M. Civiale, qui a bien mérité de sa noble profession et de ses semblables, a aussi acquis des droits à l'estime et à la bienveillance de l'Académie, dans le sein de laquelle la philanthropie a son culte, comme les sciences y ont leur autel.

*Signé* CHAUSSIER ; PERCY, rapporteur.

L'Académie approuve le rapport et en adopte les conclusions.

CERTIFIÉ CONFORME.

Le Secrétaire perpétuel Conseiller d'Etat, Commandeur de l'Ordre royal de la Légion-d'Honneur,

Baron CUVIER.

## Par M. le baron CUVIER.

———

Une des découvertes les plus précieuses dont la chirurgie se soit enrichie depuis bien des années paraît être la méthode imaginée par M. Civiale pour limer la pierre dans la vessie, la réduire en poussière, et la faire sortir par les urines sans aucune opération douloureuse.

Après tant d'efforts infructueux pour la dissoudre, et lorsque les méthodes les plus parfaites pour l'extraire sont encore accompagnées de tant de douleurs et de dangers, on n'osait pas s'attendre à des procédés si simples et sujets à si peu d'inconvéniens. Une sonde droite et creuse que l'opérateur apprend à introduire sans autant de difficultés que la direction flexueuse de l'urètre pouvait le faire craindre, contient une autre sonde creuse aussi, et dont l'extrémité se divise en trois branches courbes et élastiques. Une fois la première sonde dans la vessie, on en fait saillir le bout de la seconde, ses branches, devenues libres, s'écartent par l'effet de leur élasticité. On cherche à saisir entre elles le calcul que l'on veut détruire, et, quand on s'aperçoit qu'il y est pris, on l'y fixe en retirant un peu cette sonde intérieure ; alors on fait avancer un stylet qui est dans l'axe des deux

———

(1) Page 81.

sondes, et dont le bout est en forme de lime ou de scie circulaire, ou comme une petite couronne de trépan, et, le faisant tourner avec un archet, on réduit ainsi en deux ou trois reprises la pierre en poussière. Une injection d'eau tiède débarrasse chaque fois la vessie des parcelles et du détritus que l'opération a détachés. On entend le bruit de l'instrument qui agit sur la pierre ; le patient éprouve plus de gêne que de douleur. Après qu'il est délivré, quelques bains de siége, quelques sangsues au périnée, l'usage d'une boisson douce et détersive sont les seuls auxiliaires que l'on ait jugé utile d'employer. Les commissaires de l'Académie ont vu délivrer ainsi en trois séances, d'un mal cruel, un homme que ces opérations fatiguaient si peu, qu'il venait à pied chez le chirurgien pour les faire reprendre. Plusieurs autres cures non moins heureuses ont eu lieu sous leurs yeux. Sans doute des pierres enkistées, c'est-à-dire enchâssées dans le tissu de la vessie, des pierres trop grosses pour être saisies par la petite pince à trois branches que la sonde doit introduire échapperont encore à cette méthode ; peut-être même quelque fragment que l'on n'aurait pas fait sortir deviendra-t-il le noyau d'un autre calcul ; mais ces exceptions peu nombreuses n'empêcheront pas la découverte de M. Civiale de porter du soulagement à une infinité de malheureux.

# A.

he d'un gro
urs. Un en a publié lui-même les détails de son opération.
ble. Un cat aient l'opération très-hasardeuse : cependant
après, l'an que la vessie était dans un état sain, et que

# TABLEAU ANALITYQUE

## DES OPÉRATIONS FAITES D'APRÈS MA MÉTHODE,

### POUR LE BROIEMENT DE LA PIERRE DANS LA VESSIE;

*Présentées*

## suivant l'ordre dans lequel elles ont eu lieu.

| N° | DATES de l'opération. | DÉSIGNATION DES MALADES. | ANCIENNETÉ DE LA MALADIE. | DURÉE DU TRAITEMENT. | OBSERVATIONS. |
|---|---|---|---|---|---|
| | 1823. MAI. | | | | |
| 1 | | BOULBAR (64 ans), de Marseille. | 2 mois. | 18 jours. | La maladie était compliquée d'une rétention d'urine, occasionnée par un rétrécissement de l'urètre, et dont le traitement servit de préparation à l'opération. |
| 2 | | N...... (40 ans), de Reims. | 3 mois. | 8 jours. | Petite pierre friable; elle fut brisée et extraite en une séance de cinq minutes. Je n'avais soumis ce malade à aucune préparation. |
| 3 | 1824. | GENTIL (30 ans), de Paris. | 3 ans. | 1 mois. | Pierre murale, du volume d'une grosse noix; sa grande dureté rendit l'opération assez longue; mais elle fut facile. |
| 4 | | LAURENT (40 ans), de Reims. | 6 mois. | 1 mois. | Pierre friable, du volume d'une noix ordinaire; elle avait pour noyau un haricot. J'en fis l'extraction avec les fragmens de la pierre; la grande irritabilité de la vessie rendit l'opération difficile. |
| 5 | | PEROT (30 ans), de Paris. | 18 mois. | 1 mois. | Deux pierres dures, du volume d'une grosse amande. Le petit diamètre du canal et l'irritabilité de la vessie rendirent l'opération difficile. Quelques imprudences du malade causèrent un engorgement de testicule; la guérison fut retardée. |
| 6 | | LEBAIGUE (66 ans), de Paris. | 4 ans. | 1 m. et demi. | Deux pierres très-dures, du volume d'un petit œuf de poule; cependant l'heureuse conformation des parties rendit l'opération assez facile. Six mois après la guérison, Lebaigue succomba à une affection du rein droit. L'autopsie constata ce fait; on reconnut aussi que la vessie était saine, et qu'elle ne contenait aucun fragment de pierre. |
| 7 | | BOUTIN (36 ans), de Tours. | 5 ans. | 1 m. et demi. | Pierre très-dure, aplatie, oblongue, de la grosseur d'une noix. Sa forme augmenta les difficultés de l'opération; plusieurs accès de fièvre et autres causes étrangères à l'opération prolongèrent la durée du traitement. |
| 8 | | CORTIAL (56 ans), de Paris. | 5 ans. | 5 mois. | Pierre friable, très-volumineuse. Engorgement considérable de la prostate; vessie très-malade. Opération très-difficile. Plusieurs tentatives furent d'abord infructueuses. Des symptômes de gravelle se sont manifestés plus tard. De nouveaux petits calculs ont été extraits. |
| 9 | | MAUD'HUYT (40 ans), de Brest. | 4 ans. | 15 jours. | Deux pierres du volume et de la forme d'une amande; l'un mural et très-dur, l'autre plus friable. La maladie avait été méconnue pendant plusieurs années; la santé de M. Maud'huyt en souffrait. |
| 10 | | CORNU (72 ans), de Nevers. | 5 ans. | 5 mois. | Deux pierres volumineuses, très-dures. Vessie malade; constitution très-faible. Avant la fin du traitement, M. Cornu, à la suite d'un écart de régime, éprouva tous les symptômes d'une gastrite aiguë, à laquelle il succomba, ce que l'autopsie a démontré, l'on a reconnu, en outre, que la vessie contenait encore un fragment de pierre, de 18 lignes dans son plus grand diamètre, et que ce viscère était dans l'état où il se trouve ordinairement lorsque la maladie est ancienne. |
| 11 | | PÉRIN-LE-PAGE (45 ans), de Paris. | 15 mois. | 18 jours. | Calcul friable, du volume d'une petite noix. Opération facile. |
| 12 | | Mme DELANGE (72 ans), d'Arpajon. | 18 mois. | 12 jours. | Calcul petit et friable. L'opération n'a présenté aucune difficulté. La faiblesse extrême de la malade n'a pas été un obstacle à sa guérison. |
| 13 | | THUBEUF (66 ans), curé de Nogent-le-Roy. | 5 ans. | 3 mois. | Seize calculs, dont quinze avaient le volume d'une noisette; l'autre était beaucoup plus gros. Prostate très-engorgée; vessie très-irritable. Opération très-difficile. Une colique néphrétique, à laquelle le malade était sujet, a fait suspendre le traitement pendant un mois et demi. |
| 14 | | REMOND (65 ans), de Chartres. | 2 ans. | 1 m. et demi. | Pierre dure, du volume d'un petit œuf de poule. La grande irritabilité du sujet et sa disposition prononcée à l'apoplexie prescrivaient une grande réserve, et diminuaient les chances de succès. |
| 15 | 1825. | AZILLE (65 ans), concierge aux Tuileries. | 18 mois. | 21 jours. | Pierre dure, du volume d'une noix. Le jour de l'opération, M. Dupuytren ne put trouver cette pierre avec le cathéter ordinaire; au moyen de mon instrument, sa présence fut reconnue sur-le-champ. L'opération ne présenta aucune difficulté. Un fragment était resté dans la vessie, les douleurs continuèrent; j'en fis l'extraction; la guérison fut complète. Un an après, le malade fut emporté par une affection cancéreuse du pylore. |
| 16 | | Le contre-amiral baron DESROTOURS (50 ans). | 18 mois. | 1 mois. | Pierre très-dure, oblongue, aplatie, de 12 à 15 lignes dans son plus grand diamètre. Quelques difficultés produites par la forme de la pierre se présentèrent au commencement du traitement. L'opération devint ensuite facile. |
| 17 | | ERARD (75 ans), mécanicien, facteur de piano-harpes du Roi, de Paris. | 4 ans. | 2 m. et demi. | Plusieurs calculs très-durs. Le mauvais état de la santé du malade, une disposition marquée aux congestions sanguines vers le poumon, rendaient le succès de l'opération douteux, et prolongèrent le traitement. |
| 18 | | DESPRETS (45 ans), de Guingamp. | 4 ans. | 1 mois. | Deux calculs durs, de la grosseur d'une amande. Opération facile. |
| 19 | | BALET (68 ans), de Saint-Just. | 2 ans. | 1 m. et demi. | Plusieurs calculs friables. Une affection grave de la poitrine et le mauvais état de la vessie offraient peu de chances de succès; cependant le malade fut guéri de la pierre. Un an après il a succombé à l'affection pulmonaire. M. Balet avait recommencé à rendre des graviers. |
| 20 | | BOURLA (19 ans), de Brest. | 10 ans. | 1 m. et demi. | Pierre murale, du volume d'un gros œuf de poule. Opérations répétées, mais faciles. |
| 21 | | Le Dr. BROUSSEAUD (45 ans), de Paris. | 1 an. | 1 mois. | Plusieurs petits calculs durs. Un engorgement de la prostate rendait l'opération difficile. Le docteur Brousseaud a publié lui-même les détails de son opération. |
| 22 | | HUET (36 ans), de Bordeaux. | 3 ans. | 1 mois. | Pierre grosse, mais friable. Un catarrhe de vessie, une affection asthmatique, un anévrisme du cœur, rendaient l'opération très-hasardeuse: cependant elle réussit. Un mois après, l'anévrisme causa la mort du malade. L'autopsie constata ce fait; on s'assura que la vessie était dans un état sain, et que l'extraction de la pierre avait été complète. |
| 23 | | LECLERE (55 ans), de Paris. | 3 ans. | 1 mois. | Plusieurs petits calculs. Malade très-irritable et d'une faiblesse extrême; ce qui a prolongé la durée du traitement. |
| 24 | | FOURNIER (60 ans), de Paris. | 18 mois. | 22 jours. | Plusieurs calculs très-durs. Opération facile; mais une ancienne maladie de poitrine devint beaucoup plus grave. Environ deux mois après, le malade succomba aux suites d'une rétention d'urine négligée. |
| 25 | | GUILBERT (35 ans), de Dijon. | 3 ans. | 25 jours. | Pierre friable, du volume d'une noix ordinaire. Irritabilité excessive. Opération facile. |
| 26 | | MATRE (40 ans), de Moulins. | 4 ans. | 1 m. et demi. | Pierre grosse et dure. Vessie malade, prostate engorgée. Opération difficile. |
| 27 | | DAUZA (66 ans), de Clermont (Auvergne). | 2 ans. | 3 mois. | Pierre volumineuse et friable. Paralysie de vessie, incontinence d'urine, œdème des extrémités inférieures, asthme, fièvre continue. Ces complications graves ont en grande partie disparu après l'opération. |
| 28 | | TRAVERS (75 ans), de Paris. | 3 ans. | 1 mois. | Pierre du volume d'une noix. L'engorgement de la prostate, l'irritabilité de la vessie, le grand âge du malade, n'ont pas été des obstacles au succès de l'opération. |
| 29 | | LUCOTTE (56 ans), chanoine de Notre-Dame, à Paris. | 2 ans. | Traitement suspendu à différentes reprises. | Plusieurs pierres. Prostate très-volumineuse; irritabilité portée au plus haut degré. Divers accidens étrangers à l'opération m'ont forcé de suspendre le traitement, ce qui en a prolongé la durée pendant quelques mois. Cette opération a présenté les plus grandes difficultés. |
| 30 | | BELIN (36 ans), de Montigny. | 15 mois. | 13 jours. | Petite pierre friable; elle avait pour noyau la barbe d'un épi et un brin de paille. Je les ai retirés avec les fragmens de la pierre. Opération facile. |
| 31 | 1826. | FICHON (40 ans), de Paris. | 1 an. | 8 jours. | Petit calcul; il fut broyé en sept minutes. Quelques fragmens furent extraits au moyen de la pince; les autres sortirent avec l'urine. |
| 32 | | CHAMPANHAC (60 ans), du Puy. | 3 ans. | 1 m. et demi. | Pierre dure, de la grosseur d'une noix. Vessie malade, prostate engorgée. Opération difficile. |
| 33 | | Le général baron VIALLANES (58 ans), de Paris. | 1 an. | 20 jours. | Plusieurs petites pierres friables. Opération facile. Trois mois après sa guérison, M. Viallanes a succombé à une maladie qui n'avait aucun rapport avec l'opération. Ce fait a été constaté par l'autopsie; on s'est assuré aussi que la vessie était saine, et qu'elle ne contenait aucun fragment de calculs. |
| 34 | | N...... (32 ans), de Lyon. | 2 mois. | 12 jours. | Deux calculs: l'un était engagé dans l'urètre; il fut extrait, et l'autre broyé dans la vessie. L'opération fut très-facile. |
| 35 | | GALLE (13 ans), de Dunkerque. | 6 ans. | 2 mois. | Deux pierres du volume d'une noix et fort dures. La nécessité d'employer un instrument d'un plus petit diamètre a rendu l'opération difficile, et prolongé la durée du traitement. |
| 36 | | MOUROT (66 ans), curé de Limeil-Brevannes. | 14 ans. | 2 mois. | Un grand nombre de calculs très-durs, quelques-uns du volume d'une noix. La conformation des parties a facilité l'opération, en permettant l'emploi d'un instrument de 4 lignes de diamètre, le plus gros dont je me sois servi. |
| 37 | | SEVE (40 ans), de Nimes. | 18 mois. | 1 m. et demi. | Une pierre de moyenne grosseur. La grande irritabilité de ce malade m'a forcé d'éloigner les séances, ce qui a prolongé le traitement. |
| 38 | | MARTIN (45 ans), de Château-Thierry. | 5 mois. | 25 jours. | Pierre dure; de 12 à 15 lignes dans son plus grand diamètre. Opération facile. |
| 39 | | ANTHOINE (45 ans), de Strasbourg. | 6 ans. | 1 mois. | Pierre friable, la plus grosse que j'aie broyée; et cependant l'opération a été plus facile qu'on ne l'aurait cru. Depuis dix-huit mois ce malade avait une incontinence d'urine; elle a cessé après l'opération. |
| 40 | | Le docteur OUDET (60 ans), chirurgien-herniaire des Invalides. | 18 mois. | 21 jours. | Pierre de grosseur moyenne. Opération facile. J'ai rapporté l'observation de M. Oudet, telle qu'il l'a rédigée lui-même. |
| 41 | | COURTOIS (60 ans), de Sceaux. | 3 ans. | 18 jours. | Pierre volumineuse. Pendant plus de sept mois, M. Heurteloup avait fait des tentatives infructueuses avec des instrumens dits *perfectionnés*. Je n'ai rencontré aucune difficulté dans cette opération. |
| 42 | | MICHEL (41 ans), de Bordeaux. | 14 mois. | 1 mois. | Plusieurs petits calculs; vessie très-irritable; altérations organiques profondes; opération facile. |
| 43 | | BOUSQUET (63 ans), de Bordeaux. | 15 mois. | 1 mois. | Petit calcul noirâtre, poreux et cassant; le cathétérisme ordinaire n'avait fourni que des données incertaines. À la première exploration avec mon instrument, le calcul fut trouvé sur-le-champ, saisi et divisé. L'opération n'offrit aucune difficulté. |

Tous les malades que j'ai opérés, un seul excepté, sont guéris. Ceux qui sont morts quelque temps après la fin du traitement, ont succombé à des causes tout-à-fait étrangères à l'opération. Dans la plupart des cas, on a constaté par l'ouverture du corps, que la vessie était dans l'état sain et ne contenait aucun fragment de calcul.

La durée du traitement indiqué dans ce tableau comprend tout le temps que j'ai soigné les malades. Le nombre des opérations faites dans chaque cas se trouve indiqué dans le corps de l'ouvrage.

# DE LA LITHOTRITIE,

OU

## BROIEMENT DE LA PIERRE

## DANS LA VESSIE.

## CHAPITRE PREMIER.

### DES CALCULS URINAIRES.

On a cherché, mais en vain, à expliquer de quelle manière se forment les calculs urinaires. Les nombreux élémens qui entrent dans la composition de l'urine, et les grandes variations que font subir à ce liquide les différences d'individus, de tempéramens, de climats, de santé, de maladie, etc., ont paralysé, sous ce rapport, les expériences des physiologistes et les analyses rigoureuses des chimistes modernes. Leurs travaux ont eu néanmoins d'importans résultats; ils ont fait connaître la nature des calculs urinaires, et permettent d'espérer que l'hygiène pourra un jour en retirer des avantages réels.

Les calculs vésicaux se montrent sous des aspects bien différens, soit par les élémens qui

1

les composent, soit par leurs caractères physiques. Quant à leur composition chimique, on sait maintenant que les combinaisons en sont nombreuses et variées; mais il entre plus particulièrement dans l'objet de cet ouvrage de prendre en considération leurs caractères physiques.

Les calculs diffèrent par leur forme, leur dureté, leur volume et leur nombre.

La forme des calculs présente de grandes variétés résultant des élémens qui entrent dans leur composition, et des circonstances dans lesquelles ces calculs se développent. Les calculs d'oxalate de chaux sont presque toujours ronds et mamelonnés; ceux de phosphate de chaux et de magnésie ont une forme moins déterminée : assez souvent ils sont ronds, rugueux, et plus ou moins allongés; ceux d'acide urique et d'urate d'ammoniaque ont, en général, une forme ovoïde légèrement aplatie. Quand il y a plusieurs calculs dans la vessie, ils offrent ordinairement des facettes. On remarque, dans plusieurs de ces cas, des anomalies qui sont dues à des circonstances particulières.

Lorsque les pierres remplissent la capacité de la vessie, ce viscère leur sert en quelque sorte de moule. On trouve alors sur le calcul deux sillons correspondant à l'orifice des uretères, et qui sont destinés au passage de l'urine.

Les pierres dont la cause est un corps étranger, qui a été introduit accidentellement dans la vessie, ont des formes plus ou moins semblables à leur noyau. Lamotte rapporte une observation dans laquelle la pierre s'était formée autour d'un fil de fer. «Elle avait, dit-il, quatre travers de doigt » de longueur, et était fort menue. »

La dureté des calculs présente des différences qui dépendent non-seulement de leur composition, mais encore de leur ancienneté. Ceux formés par l'oxalate de chaux sont en général les plus durs ; ceux de silice, qui sont rares, font cependant exception ; ceux d'acide urique le sont ordinairement moins ; les calculs formés par l'urate d'ammoniaque et le phosphate ammoniaco-magnésien ont moins de consistance que les précédens ; les calculs de phosphate de chaux sont, de tous, les plus friables. Il faut observer que, dans tous les calculs, la dureté varie d'après les proportions de leurs parties constituantes.

On trouve quelques pierres beaucoup plus dures dans un point de leur surface. Certains calculs sont poreux, et se divisent avec la plus grande facilité : en examinant leurs fragmens, on s'aperçoit qu'ils sont très-durs et cassans. J'ai observé plusieurs faits de ce genre.

La grosseur des pierres dépend de leur ancienneté et de leur nature. A peine la maladie a-t-elle pris naissance, qu'elle se développe quelquefois avec une promptitude effrayante. J'ai vu deux malades dont le calcul avait, dans l'espace de six mois, acquis le volume d'une noix ordinaire. Cet accroissement rapide indique, d'une manière à peu près certaine, que le calcul est formé de phosphate de chaux, et qu'il est très-friable. Les pierres de cette nature sont susceptibles de devenir plus volumineuses que les autres. Celles d'acide urique et de phosphate ammoniaco-magnésien, n'acquièrent, en général, un grand volume qu'après plusieurs années de séjour dans la vessie. Celles qui sont formées par l'oxalate de chaux grossissent encore plus lentement.

Il est évident que les calculs ne peuvent être nombreux que lorsqu'ils sont petits ; mais il se présente, sous ce rapport, des différences remarquables. Le plus ordinairement il ne s'en trouve qu'un ou deux ; cependant Boerhaave dit qu'on en a trouvé jusqu'à trois cents : ce nombre pourrait paraître prodigieux, s'il n'était justifié par des faits observés de nos jours. M. Murat, chirurgien en chef de l'hospice de Bicêtre, en a trouvé six cent soixante-dix-huit dans la vessie d'un vieillard. Le docteur Beauchêne en a trouvé plus de trois cents dans la vessie d'un octogénaire. On sait aussi qu'à la mort de Buffon, on enleva de la vessie de cet homme célèbre, cinquante-cinq petits calculs de forme triangulaire. Flurant, de Lyon, dit avoir extrait vingt-quatre pierres, dont seize avaient le volume d'un œuf de pigeon. Le docteur Bancal, de Bordeaux, en a trouvé viugt-huit d'un volume à peu près semblable. Desault en retira plus de deux cents de la vessie d'un curé de Pontoise. J'en ai extrait seize à M. Thubeuf, curé de Nogent-le-Roi. En général, lorsque la vessie contient plusieurs calculs, ils sont d'acide urique. Les pierres murales sont uniques : on en a cependant rencontré plusieurs chez le même malade. M. Maudhuyt, dont je rapporterai l'observation (1), avait deux calculs ; l'un était mural.

On a cherché à déterminer quelle était la proportion des calculeux sur le reste de la population ; mais les difficultés d'un semblable travail sont insurmontables. Il a été plus facile de déterminer approximativement à quel âge et dans quelles circonstances on pouvait être affecté de cette maladie. Il paraît que plus de la moitié des personnes qui ont la pierre n'ont pas atteint l'âge de puberté. On voit, par les relevés que nous a transmis Saucerotte, qu'avant l'âge de quatre ans, cette maladie est assez rare ; qu'elle est très-fréquente de quatre à neuf ans ; que la

_______________

(1) Voyez la première série des *Observations*.

proportion diminue ensuite pour reparaître, mais à un moindre degré, vers l'âge de quarante à soixante ans, et qu'elle décroît sur la fin de la vie. La proportion chez les femmes attaquées de la pierre est aux hommes, d'après Saucerotte, comme un à vingt-quatre.

Quelques recherches faites en Angleterre, et consignées dans les ouvrages des docteurs Prout et Marcet, ont donné des résultats équivalens : sur deux mille deux cent seize calculeux se trouvent quatre-vingt-huit femmes. Il résulte encore de ces recherches que, dans la moitié à peu près des cas, la maladie se déclare avant la puberté.

C'est dans les climats tempérés que cette maladie se fait le plus observer.

On ignore jusqu'à quel point les écarts de régime peuvent contribuer à sa naissance ; mais on sait que la vie sédentaire en est une des causes principales ; la nourriture trop animale en est aussi une cause fréquente.

Le séjour prolongé de l'urine dans la vessie, particulièrement causé par les rétrécissemens de l'urètre, détermine souvent la formation d'un calcul.

L'introduction d'un corps étranger peut produire le même résultat. Des observations curieuses constatent ce fait. Siebold, dans la préface de l'ouvrage de Langenbeck, rapporte l'observation d'un militaire auquel il a retiré une pierre dont le noyau était une balle de plomb. Plusieurs exemples de ce genre sont consignés dans les ouvrages de Colot, de Mareschal, de Morand, de Covillard, etc. M. Janson, de Lyon, a trouvé un anneau de cuivre formant le noyau d'un calcul dans la vessie d'une femme. Saucerotte, Vicq-d'Azir, M. Sue et plusieurs autres ont rencontré des portions de bois dont les extrémités dépassaient la pierre.

On a constaté que, dans quelques cas, des morceaux de baguette de fusil, de pipe, de tube de baromètre, une portion de clef, des aiguilles d'acier ou d'ivoire, des cure-oreilles, des cure-dents, des graines céréales, etc., formaient le noyau de la pierre. Dans deux cas soumis à mon observation, j'ai trouvé dans l'un un haricot, dans l'autre la barbe d'un épi et une portion de paille.

Moreau a retiré de la vessie d'une femme une pomme d'api incrustée de matière calculeuse.

Différentes pièces de pansement, de la charpie, de l'amadou, de l'éponge, employés après l'opération de la taille, ont pénétré dans la vessie, et formé le noyau de pierres. Des sondes, des bougies, laissées trop long-temps dans l'urètre, se sont rompues, et ont produit le même résultat fâcheux.

# CHAPITRE II.

### ACTION DES CALCULS SUR L'ÉCONOMIE ANIMALE.

La naissance de cette maladie n'est ordinairement accompagnée que de peu de douleurs ; elle est quelquefois méconnue et confondue avec des affections d'un autre genre ; j'ai rapporté plusieurs exemples de cette méprise. Le malade éprouve un prurit incommode dans le trajet du canal et surtout au bout de la verge, et de légères cuissons en urinant ; ces sensations pénibles augmentent par l'exercice et par les écarts de régime ; le jet de l'urine est quelquefois interrompu subitement.

Dès que la maladie a acquis un certain développement, elle se fait reconnaître par des indices moins douteux. Alors se déclarent successivement un trouble dans les fonctions du système urinaire ; de plus grandes difficultés d'uriner, accompagnées de douleurs vives ; des émissions d'urines sanguinolentes et même de sang pur, à la suite d'exercices un peu violens. Dans un assez grand nombre de cas, ce symptôme manque, et les malades croient ne pas avoir la pierre, parce qu'ils n'urinent pas de sang.

A mesure que la maladie s'accroît, les symptômes s'aggravent, et la santé générale du calculeux ne tarde pas à s'en ressentir. Les douleurs, qui n'étaient que passagères, deviennent plus fortes et plus continues ; elles s'étendent au périnée, aux aînes, et jusqu'aux reins ; un poids pénible se fait sentir à l'anus, les urines sont glaireuses et fétides, leur expulsion est fréquente et de plus en plus douloureuse ; le plus léger exercice augmente les accidens ; bientôt les fonctions digestives se trouvent altérées, des mouvemens fébriles se manifestent, et le malade, abandonné à lui-même, ne tarde pas à éprouver les symptômes les plus alarmans : l'urine est dans un état progressif de décomposition, les douleurs deviennent atroces, la fièvre est continue, les accidens nerveux se déclarent, et le malade meurt.

A l'autopsie, la vessie présente des traces d'une inflammation quelquefois superficielle, mais plus ordinairement intense et portée jusqu'à la gangrène ; on découvre souvent des ulcérations profondes, les fibres musculaires de la vessie ont acquis un grand développement, ses parois sont épaissies et sa capacité est diminuée, on la trouve ordinairement appliquée sur la pierre. J'ai vu un calcul dont les aspérités s'étaient implantées dans son tissu. Au contraire, dans d'autres cas, la vessie a acquis une plus grande capacité que dans l'état naturel, et ses parois sont amincies ; alors on aperçoit à peine des traces d'inflammation.

Les parties environnantes partagent plus ou moins cet état pathologique, la prostate est ordinairement dure, et quelquefois ulcérée.

On voit une teinte noirâtre dans le trajet de l'urètre, principalement du côté de la vessie.

Les uretères sont développés, et présentent dans tout leur trajet des traces d'inflammation.

Les reins sont presque toujours affectés, leur volume est augmenté, on aperçoit des altérations de tissu de différentes espèces ; ils sont assez souvent réduits à leur enveloppe extérieure.

Telle est la marche ordinaire des accidens produits par la présence de la pierre dans la vessie. Les altérations qu'elle détermine sont nombreuses et variées : j'indiquerai les plus importantes.

Quelquefois la pierre, quoique ancienne, paraît n'exercer qu'une action fort légère sur la vessie ; à peine observe-t-on alors une partie des accidens dont j'ai parlé. On trouve dans les auteurs plusieurs faits de ce genre ; ma pratique m'a offert les suivans :

M<sup>me</sup> de Château-Thierry, de Versailles, avait une pierre ancienne et volumineuse, qui ne produisait pas néanmoins d'altérations organiques bien marquées. Une exploration faite avec le cathéter, en présence du docteur Laurent, me donna la certitude que la pierre ne pourrait pas être saisie. La malade fut taillée, et guérit.

M. Laurent, de Paris, souffrait d'une pierre tellement ancienne que M. Dubois avait dû le tailler, il y a onze ans ; elle avait nécessairement augmenté de volume, quand je fis une exploration avec le cathéter. Je ne jugeai pas que ma méthode fut applicable ; l'opération de la taille eut un plein succès.

Dans un grand nombre de cas, il y a hypertrophie de la vessie et diminution de sa capacité ; les besoins d'uriner sont alors fréquens, le malade fait des efforts prodigieux et prolongés pour rendre quelques gouttes d'urine ; ces efforts sont quelquefois si grands que la figure devient rouge et animée ; les yeux sont injectés, le corps se couvre de sueur.

M. Mignot, de Riom, âgé de soixante-deux ans, avait une pierre volumineuse, sur laquelle la vessie était presque collée ; les douleurs devenaient extrêmes chaque fois qu'il urinait ; je ne crus pas même devoir essayer ma méthode. Il retourna chez lui.

M. Bardon, de La Ferté-Saint-Aubin, âgé de soixante-huit ans, souffrait de la pierre depuis plusieurs années ; il rendait habituellement, au milieu de grandes douleurs, des urines glaireuses et purulentes. Le cathétérisme me fit reconnaître que la pierre, d'un trop gros volume, ne pouvait pas être saisie, et que la vessie était racornie. M. Bardon a conservé sa pierre.

Assez ordinairement des altérations de la vessie se joignent à l'épaississement des parois de ce viscère racorni. Le malade éprouve les plus fortes angoisses chaque fois qu'il rend quelques gouttes d'une urine fétide et purulente ; la violence des efforts le met dans la nécessité de se placer sur deux vases : chaque émission d'urine est accompagnée de l'excrétion involontaire des matières fécales, et même de la sortie du fondement.

J'ai observé, dans quelques cas, que les douleurs arrachaient des cris aux malades les plus courageux ; et dans d'autres, que les efforts produisaient de violentes palpitations de cœur.

Un dépôt purulent dans l'urine, un état de fièvre continuel, le trouble des fonctions, indiquent généralement que les altérations de la vessie sont profondes, et que les reins sont attaqués.

M. Pallu, de Tours, avait la pierre depuis plusieurs années ; les souffrances l'avaient réduit à un état de marasme, qui repoussait toute espèce d'opération, et qui fut bientôt suivi de la mort.

M. de Tascher, du Mans, septuagénaire, était

affecté depuis long-temps de la pierre. Cet état avait été précédé de douleurs néphrétiques souvent de longue durée. A chaque accès, il expulsait une quantité plus ou moins considérable de gravier.

Je reconnus, par le cathétérisme, que la vessie renfermait une pierre ; ce viscère était le siége d'une phlegmasie chronique très-avancée ; les urines étaient fétides et purulentes, et leur émission fréquente et très-douloureuse. Les fonctions digestives troublées ; le malade réduit presque à un état de marasme, l'opération de la taille paraissait impraticable. D'un autre côté la lithotritie, qui était la seule ressource, ne présentait que très-peu de chances de succès. Je fis un premier essai, et je reconnus de suite que la pierre, qui fut saisie et entamée, était trop volumineuse pour que M. de Tascher pût supporter la longueur du traitement : il fallut y renoncer. Par degrés l'état du malade devint de plus en plus fâcheux : il mourut le dix-huitième jour.

Dans quelques cas la vessie se contracte si fortement sur la pierre, que les aspérités de celle-ci s'implantent dans son tissu.

M. Diernat, de Mauriac, âgé de quarante-huit ans, avait la pierre ; l'état général de sa santé devint tel que l'on ne pouvait l'opérer. M. Diernat mourut peu de temps après m'avoir consulté. On vit par l'autopsie que les reins étaient dans un état de suppuration ; les parois de la **vessie** très-épaisses, et sa membrane muqueuse d'un rouge noirâtre. Ce viscère était fortement collé sur la pierre, qui avait le volume **d'un œuf de poule.** Le corps étranger présentait des espèces de stalactites ; elles avaient pénétré dans le tissu de la vessie, de manière à faire croire à l'**adhérence** de la pierre.

Lorsque l'on soupçonne une affection rénale, le diagnostic exige l'attention la plus scrupuleuse. Les signes de la maladie sont ordinairement douteux : un seul rein peut être affecté, **et** la sécrétion de l'urine continuer du côté sain. L'état de ce fluide peut donc induire en erreur.

M. Montessu, de Paris, sexagénaire, souffrait depuis long-temps ; sa maladie, qui avait été lente dans son origine, fit tout à coup des progrès rapides. Je ne pus acquérir, par le cathétérisme, les données nécessaires pour m'assurer du volume de la pierre ; je fis une exploration avec mon instrument ; j'eus la certitude qu'elle était volumineuse, et qu'on éprouverait beaucoup de difficultés pour la saisir et la détruire. Immédiatement après cette exploration, qui eut lieu en présence des docteurs Moncourrier et Wessely, M. Montessu se rendit à pied chez lui ; les symptômes d'une affection rénale du côté gauche ne tardèrent pas à se manifester ;

elle prit bientôt un caractère alarmant, et le malade succomba. L'autopsie, faite en présence de MM. Petroz, Moncourrier et Wessely, montra que le rein gauche était d'un volume à peu près quatre fois plus grand que dans l'état naturel, et qu'il y avait une multitude de tubercules dont les uns étaient ramollis et en pleine suppuration ; la vessie, malade, contenait un calcul volumineux et de forme aplatie.

Les effets de la pierre sur la vessie ne sont pas toujours en rapport avec le dérangement général de la santé. Le calcul peut n'être que d'un petit volume, n'exister que depuis peu de temps, et cependant avoir occasioné un désordre général, désordre tel que toute espèce d'opération se trouve contre-indiquée.

M. Combes, âgé de quarante-cinq ans, directeur du séminaire de Saint-Sulpice à Toulouse, était tourmenté par l'existence d'un calcul vésical. Il consulta un chirurgien de Paris ; l'exploration de la vessie produisit des accidens graves : une hématurie se déclara, et continua plusieurs jours ; il y eut un engorgement de testicule, de la fièvre, et des symptômes nerveux.

Je fus alors appelé avec MM. Esquirol et Fizeau ; l'état de M. Combes ne permettait pas même une exploration. Ce ne fut que quelques jours après que je pratiquai le cathétérisme ; je reconnus que la vessie contenait une petite pierre ; mais l'état général de la santé du malade donnait des inquiétudes. L'opération fut ajournée.

M. Combes reçut tous les secours que l'art peut offrir, administrés par les habiles praticiens que je viens de nommer. Leurs soins furent inutiles : le malade mourut au bout de six semaines.

Une circonstance remarquable accompagne quelquefois l'existence de la pierre. Après être parvenus au plus grand degré d'intensité , les accidens diminuent ; le malade urine moins fréquemment , et avec moins de douleur ; mais les urines sont légèrement troubles , lactescentes, ammoniacales ; la fièvre se déclare ; les fonctions digestives sont troublées ; la langue est ordinairement blanchâtre ; le teint est pâle ; la maigreur et la faiblesse prennent une marche rapide. Si l'on introduit un algalie on reconnaît que la vessie ne se vide pas entièrement.

Lorsque le cathétérisme a procuré l'entière évacuation de l'urine , le malade éprouve un soulagement marqué pendant quelques heures ; mais la vessie perd de plus en plus sa force d'expulsion. Bientôt la paralysie est complète ; il y a un anéantissement progressif, et très-souvent les malades s'éteignent presque sans éprouver de douleurs. Les observations suivantes prouveront ce fait, qui n'a pas été assez remarqué.

M. Desrenaudes de Paris, âgé de soixante-quatorze ans, souffrait de la pierre depuis quinze mois ; la cause de la maladie fut d'abord méconnue ; on crut qu'il s'agissait d'une rétention d'urine, et l'on prescrivit l'usage des sondes. Un chirurgien fut appelé, et s'assura de l'existence de la pierre. M. Desrenaudes redoutant beaucoup la cystotomie, je fus consulté. Je reconnus qu'il existait une pierre du volume d'une petite noix ; que l'urètre et le col de la vessie étaient très-irritables. Le cathétérisme occasionait de vives douleurs, et la présence de la sonde des mouvemens convulsifs. Cependant il y avait un commencement de paralysie de la vessie ; les douleurs de la pierre avaient diminué. L'examen attentif de ces circonstances et de l'état général du malade, me fit juger que ma méthode n'était pas applicable ; M. Desrenaudes fut taillé, et mourut peu de jours après.

M. Vincent, d'Apt, septuagénaire, avait la pierre depuis plusieurs années ; il vint à Paris se faire traiter. L'état de sa santé était celui qui devait naturellement résulter de son âge, de l'ancienneté et de la gravité de sa maladie. Ses maux physiques étaient encore aggravés par un état moral qui n'est malheureusement que trop ordinaire. Il connaissait tous les ouvrages de médecine ayant des rapports avec sa maladie, et il s'était formé des idées qui n'étaient pas de nature à le tenir dans une situation calme. A la suite d'une exploration, je pensai que la lithotritie n'était pas applicable.

Cette opinion était fondée sur l'existence d'un catarrhe vésical, sur le caractère des douleurs qui accompagnaient l'émission d'une urine fétide et purulente, et sur une fièvre continue, avec maigreur extrême. Déjà la vessie ne se vidait pas complètement, ce dont je m'assurai plusieurs fois au moyen de la sonde.

Avant de pouvoir m'arrêter définitivement sur le parti que j'avais à prendre, la santé de M. Vincent devint tellement mauvaise qu'il fallait suspendre toute détermination à cet égard.

Au bout de deux mois, l'état du malade s'était un peu amélioré; je l'engageai à retourner chez lui. Il insista fortement pour que je fisse une seule exploration avec mon instrument. La pierre était d'une forme défavorable, et d'ailleurs assez volumineuse; cependant elle fut saisie avec facilité; quelques fragmens en furent détachés. Le malade souffrit peu; mais le lendemain un accès de fièvre se déclara; il reparut le surlendemain, et les trois jours suivans; il y avait augmentation des douleurs produites par la pierre.

Cet essai me confirma dans l'opinion que M. Vincent ne pourrait pas supporter la suite des opérations nécessaires pour le broiement et l'extraction du calcul. Des circonstances particulières m'empêchèrent de continuer mes visites. M. Vincent languit dans cet état de souffrance l'espace de six semaines ; une rétention d'urine, produite par la paralysie de la vessie, se manifesta et fut méconnue durant trente-six heures ; quand, à la fin, il fut sondé, on retira trois pintes d'une urine noirâtre et fétide ; les accidens les plus graves s'étaient manifestés pendant ce temps : M. Vincent ne tarda pas à succomber. Le résultat de l'autopsie ne m'a pas été communiqué.

M. Chevals, de Paris, âgé de soixante-deux ans, éprouvait depuis long-temps un dérangement dans les fonctions urinaires ; il y avait deux années que l'on s'était assuré de l'existence de la pierre. Les douleurs que ressentait le malade furent progressives pendant dix-huit mois, et diminuèrent ensuite sensiblement.

Je fus appelé le 12 février 1826 : la pierre me parut d'un petit volume, mais la vessie ne se vidait pas complètement ; la maladie était compliquée d'œdématie des extrémités inférieures, d'un état fébrile, et d'une légère douleur au rein gauche. Ces circonstances me firent hésiter sur le parti que j'avais à prendre. MM. Boyer, Duméril, Guersent et Petit de Corbeil furent consultés ; nous reconnûmes que la maladie aurait une issue prompte et funeste. En effet des symptômes adynamiques se manifestèrent bientôt, et le malade succomba le 16 mars.

A l'autopsie, faite par M. Guersent fils, on trouva un petit abcès dans le rein gauche ; la vessie enflammée contenait une petite pierre aplatie.

Les autres organes étaient dans un état à peu près sain.

Le docteur Fayau, de Montaigu, sexagénaire, avait la pierre depuis deux ans. Deux hernies inguinales, grosses et anciennes ; un hydrocèle, un goître volumineux, une affection asthmatique, un catarrhe pulmonaire chronique, une maigreur considérable, un état fébrile continuel, compliquaient la maladie de la vessie. Les douleurs que la pierre faisait éprouver au malade paraissaient avoir diminué.

Le cathétérisme me fit connaître que la vessie ne se vidait pas entièrement, et qu'elle contenait un corps étranger. Dans l'impossibilité d'avoir recours à la cystotomie, je cherchai à m'assurer si la lithotritie était applicable : je fis donc un essai en présence des docteurs Fayau fils et Devergie. Je trouvai plusieurs calculs ; j'en saisis un qui fut broyé et extrait : le malade souffrit très-peu. L'opération en elle-même ne présentait aucune difficulté, mais elle se trouvait environnée de tant de circonstances fâcheuses, que je ne crus pas devoir la continuer. En effet, des symptômes adynamiques se déclarèrent et firent des progrès rapides ; il s'y joignit un léger gonflement d'un cordon testiculaire, les fonctions vitales s'affaiblirent par degrés, et le treizième jour le malade mourut.

M. Regnault, de Paris, sexagénaire, avait la pierre : il ne voulut pas se laisser tailler. Je fus appelé le 13 octobre 1825, et je pus reconnaître que la vessie contenait plusieurs calculs ; mais M. Regnault, déjà affecté d'une rétention d'urine qui provenait d'une paralysie de la vessie, avait la fièvre ; les urines retirées au moyen de la sonde étaient ammoniacales, et formaient un dépôt purulent : je ne crus pas devoir faire l'application de ma méthode. MM. Nauche, Espiaud et Bouillaud suivirent le traitement de ce malade, qui succomba le vingt-cinquième jour.

M. Faure, d'Orléans, souffrait depuis longtemps ; après plusieurs mois, la maladie prit un caractère marqué ; le traitement qui avait été prescrit n'ayant pas eu de succès, on sonda le malade, et l'on trouva une pierre. La vessie était déjà dans un état d'atonie, et l'expulsion de l'urine toujours incomplète. Un dérangement dans les fonctions digestives, un état fébrile continuel, un affaiblissement des fonctions vitales, plaçaient M. Faure dans une situation critique. On jugea que la cystotomie ne devait pas être appliquée, et je reconnus que même la lithotritie n'offrait pas de chances favorables. Je me bornai à un seul essai, qui fut fait en présence des docteurs Faure, frère du malade, et Wessely; je m'assurai qu'il y avait plusieurs calculs, dont un fut saisi et broyé; que la vessie était très-grande. Le malade souffrit peu, et retourna à pied chez lui.

La prostration des forces devint chaque jour plus grande, et la vie s'éteignit par degrés sans aucun signe de douleur.

L'autopsie, faite en présence de MM. Marjolin, Ruette et Wessely, présenta une circonstance assez rare : on ne trouva qu'un rein, celui du côté gauche, où plusieurs abcès s'étaient formés. La vessie offrait de légères traces d'inflammation ; près du col se trouvait une tumeur squirrheuse du volume d'une noisette ; on voyait dans le canal alimentaire des traces de phlogose ; le crâne ne fut pas ouvert.

M. N., âgé de cinquante-cinq ans, éprouvait depuis quatorze mois les symptômes qui indiquent la présence d'une pierre dans la vessie. Il entra à l'hôpital Saint-Antoine à la fin du mois d'août 1826.

La pierre fut reconnue par le cathétérisme explorateur ; des sondes flexibles furent introduites avec facilité ; l'urètre était large. MM. Kapeler et Beauchêne pensaient que la lithotritie devait être employée : ils m'invitèrent à faire cette opération. La veille du jour fixé, M. Beauchêne m'informa que des symptômes adynamiques s'étaient déclarés subitement, et que le malade n'était pas en état de la supporter. En effet M. N. succomba peu d'heures après. Le jour arrêté pour l'opération fut celui où l'on fit l'autopsie, à laquelle je ne pus assister : en voici les résultats qui m'ont été communiqués par le docteur Wessely. Les vaisseaux du cerveau étaient fortement engorgés, et la substance cérébrale un peu plus rouge que dans l'état naturel ; la cavité thoracique n'indiquait rien de particulier ; l'estomac et les intestins paraissaient sains ; les deux reins étaient envahis par une inflammation intense, terminée par la suppuration qui remplissait les bassinets ainsi que les uretères ; dans l'un des reins on trouva un très-petit calcul ; la vessie contenait une pierre oblongue du volume d'un gros œuf de pigeon ; ses parois avaient beaucoup d'épaisseur. La membrane muqueuse présentait des traces d'inflammation ; elle avait même une couleur noirâtre dans quelques points. Deux petites cellules furent remarquées à la face postérieure de ce viscère. La prostate était très-dure, et plus volumineuse que dans l'état naturel ; elle fut incisée : on trouva dans cinq petites cases plusieurs calculs de couleur jaune foncé, et légèrement transparens.

La mort de M. N. fut précédée, pendant deux jours seulement, d'une grande prostration des forces, survenue tout à coup par l'effet de l'affection rénale, qui ne s'était cependant manifestée par aucun des symptômes qui lui sont propres.

Les faits que je viens de rapporter présentent différens degrés du même genre d'altération : dans tous les cas il y a eu paralysie de la vessie, et diminution des douleurs de la pierre. Après des contractions fortes et prolongées pour expulser un corps dont la présence l'irrite, la vessie semble perdre son énergie ; et cette diminution des propriétés vitales s'étend ensuite aux autres organes, à moins qu'un nouvel excitant ne ranime la contractilité de ce viscère, ainsi que je l'ai observé plusieurs fois. La perte du malade est presque certaine, et souvent très-prompte. Le même résultat a lieu s'il conserve la pierre ; s'il se résout à subir la cystotomie, et si l'on a recours à la lithotritie. Il est donc de la plus grande importance de constater cet état. Dans les cas où le cathétérisme ordinaire n'a pas suffi pour obtenir les lumières suffisantes, je me suis servi de mon instrument.

# CHAPITRE III.

## HISTOIRE DE LA LITHOTRITIE (1).

L'ÉTUDE de la cystotomie me fit former en 1817 le projet de soustraire les malades affectés de la pierre à cette opération cruelle par l'emploi des dissolvans en injection. Après diverses tentatives infructueuses, un tel projet aurait sans doute paru chimérique si je n'avais en même temps entrevu la possibilité de constater la nature de la pierre dans la vessie : résultat qui n'avait pas encore été obtenu, et sans lequel tout essai devait être inutile. Il s'agissait de deux instrumens ; l'un pour saisir, attaquer et même perforer en plusieurs sens la pierre dont le détritus devait faire connaître exactement la nature ; l'autre pour

---

(1) Je l'ai fait connaître dans deux Mémoires ; l'un fut présenté à l'Académie royale des sciences le 12 janvier 1824. C'est sur ce Mémoire que fut fait le rapport de MM. Chaussier et Percy : il se trouve à la fin de cet ouvrage. L'autre Mémoire a été lu à la même Académie le 29 août 1825.

isoler le corps étranger et préserver la vessie de l'action des réactifs.

Ces deux instrumens, très-compliqués, quoique construits en bois et d'une manière informe, me donnèrent l'idée de ce que je pouvais attendre de leur exécution parfaite et dans des proportions convenables.

Mais la difficulté de trouver un mécanicien capable de bien confectionner cet appareil, et les dépenses considérables qu'il devait occasioner, me mirent dans la nécessité d'adresser au ministre de l'intérieur une demande de quelques avances pécuniaires.

Ce fut en juillet 1818 que je fis cette demande, à laquelle étaient joints un mémoire intitulé : QUELQUES DÉTAILS SUR UN LITHONTRIPTIQUE (1), et les dessins de trois instrumens, dont voici la description (2).

---

(1) J'avais d'abord adopté cette expression, quoiqu'inexacte, pour désigner un moyen propre à détruire la pierre dans la vessie. Les dessins joints à ce Mémoire ne permettaient pas de se méprendre sur le véritable sens de ce mot.

(2) Quoique les dessins placés à la fin de cet ouvrage représentent l'appareil instrumental tel qu'il est actuellement, ils serviront pour l'intelligence des descriptions suivantes : les instrumens dont je me sers aujourd'hui reposant sur le principe de ceux de 1818.

Un cylindre ou tube métallique, à parois épaisses, d'environ trois lignes de diamètre sur onze pouces de longueur, était creusé longitudinalement et à sa surface extérieure de quatre gouttières que convertissait en autant de conduits un autre cylindre, également creux et métallique, à parois très-minces, dans lequel le premier était reçu (1). A l'une des extrémités du tube intérieur étaient fixées quatre branches, au moyen de charnières : chaque branche était formée de deux pièces également réunies par une charnière.

Des fils métalliques de moyenne grosseur, placés dans les conduits dont j'ai parlé, étaient fixés à l'extrémité de la seconde pièce des branches, après avoir longé, dans une coulisse, la face interne de chaque première pièce.

Ils servaient à faire mouvoir les branches, à les écarter et à les rapprocher à volonté, par un mécanisme analogue à celui par lequel s'exécutent les mouvemens de flexion et d'extension des doigts de la main.

______

(1) Une modification de mes instrumens actuels, présentée à l'Académie royale des sciences au mois de février 1826 par M. Heurteloup, est établie sur cette disposition. Elle n'a pas eu le résultat que l'auteur s'était promis.

A l'autre extrémité des cylindres se trouvait un appareil destiné à donner aux branches les mouvemens nécessaires pour saisir la pierre dans la vessie, et la fixer assez solidement afin qu'elle ne pût s'échapper qu'au gré de l'opérateur, qui pouvait faire agir les quatre fils ensemble, ou chacun d'eux séparément.

Le conduit central, d'une ligne et demie de diamètre, était consacré à recevoir le perforateur, alors désigné sous le nom de *stylet*. Celui-ci se terminait à l'extérieur par un manche à l'aide duquel on le faisait agir sur la pierre, en même temps qu'il bornait son introduction dans la canule au point déterminé pour que son extrémité ne pût jamais atteindre les parois de la vessie.

Cet instrument, très-compliqué dans son mécanisme, ne devait saisir et fixer que les pierres d'un volume considérable. J'ai vu depuis qu'il avait quelque analogie avec le quadruple vésical de Franco.

Le second instrument, destiné à former une poche, était conçu d'après les principes établis pour le premier, dont il différait néanmoins en ce qu'il était plus simple. Au lieu de quatre branches, il n'en avait que deux qui se trouvaient réunies par leur extrémité libre, et représentaient assez bien le fermoir d'une bourse. La face interne des deux pièces de chaque branche était disposée de manière à fixer le tissu de la poche.

Au lieu d'un conduit central, cet instrument en avait deux; l'un communiquait avec la poche pour y introduire le dissolvant; l'autre s'ouvrait directement dans la vessie, pour faciliter, durant le travail, la sortie de l'urine, et au besoin l'introduction d'un liquide capable de neutraliser l'action du réactif sur les parois de la vessie dans le cas, où, par l'effet de quelques circonstances imprévues, il se serait trouvé en contact avec elles.

Cinq vis de rappel composaient l'appareil extérieur du premier instrument : une seule suffisait au second, puisque ses branches n'étaient jamais poussées isolément. Ce projet modifié a été reproduit dans ces derniers temps par MM. Thibaut et Robinet sans aucune espèce de résultat.

Le troisième instrument décrit et dessiné dans mon mémoire différait des précédens par la simplicité de son mécanisme. C'étaient toujours deux canules métalliques de grosseur et de longueur semblables à celles que j'ai indiquées; mais elles devaient glisser l'une sur l'autre; la canule intérieure avait les parois beaucoup plus minces, ce qui augmentait le diamètre du conduit central qui pouvait recevoir un lithotriteur plus volumineux.

A l'extrémité du tube intérieur étaient soudées six branches d'acier élastiques, légèrement recourbées en dedans.

A l'autre extrémité de l'instrument se trouvait une forte vis de rappel, propre à faire mouvoir les deux canules l'une sur l'autre.

Le stylet ou *lithotriteur* était une longue tige d'acier, dont une extrémité se terminait en forme de trois-quarts, tandis que l'autre était implantée dans un manche qui facilitait son action sur le corps étranger, et limitait, au point voulu, son introduction dans la canule. En tirant sur le tube extérieur, les branches devenaient libres, et s'écartaient par leur élasticité naturelle. Lorsqu'au contraire on faisait glisser sur elles ce tube extérieur, elles se rapprochaient, et formaient, en se réunissant, une extrémité arrondie par laquelle l'instrument était introduit dans la vessie.

Cet instrument, alors destiné à saisir et à broyer les petites pierres, a quelque rapport avec la pince de Hildan, généralement dite de Hunter, ainsi qu'avec le tire-balle d'Alphonse, et autres pinces imaginées pour extraire les petits calculs de l'urètre et même de la vessie. C'est celui dont je me sers aujourd'hui , après lui avoir fait subir des modifications importantes.

Les dessins de ces instrumens, leur description , l'exposé sommaire de leur application , tel était l'objet du mémoire annexé à ma demande au ministre de l'intérieur, qui le renvoya ensuite à la société formée dans le sein de la Faculté de Médecine de Paris. Au mois de juillet 1818 , cette société chargea MM. Percy et Chaussier de lui rendre compte de mon mémoire ; mais ces savans ne crurent pas devoir encore faire de rapport, et le ministre ne donna pas suite à ma demande.

Dès lors je me vis obligé ou d'abandonner mon projet, dont je m'occupais déjà depuis plus d'une année , ou de le poursuivre péniblement , avec une partie des sacrifices que faisait ma famille pour subvenir aux frais de mes études médicales. Ce fut ce dernier parti que j'embrassai , sans me dissimuler toutefois les nombreuses difficultés que devaient me faire éprouver la nature du sujet , et la défaveur qui s'attache presque toujours aux découvertes nouvelles , trop souvent traitées d'*innovations téméraires*.

Au commencement de 1819 je fis exécuter le premier et le plus compliqué de mes instrumens, celui qui avait pour but de saisir les grosses pier-res. Malgré l'habileté de l'ouvrier qui l'avait entrepris (1), cette exécution ne put être conduite à sa fin ; mais elle fut assez avancée pour me permettre de faire sur le cadavre l'application de l'instrument. Je m'étais déjà livré à un travail assez étendu sur la structure de l'urètre, sur sa capacité, sur son extensibilité, et sur la possibilité d'introduire, dans ce canal légèrement courbe, une sonde droite du diamètre de quatre lignes. Les observations consignées dans quelques ouvrages, notamment dans celui de Lieutaud, me firent croire à la possibilité d'un pareil résultat ; d'ailleurs la disposition de mes instrumens m'avait conduit à faire des essais multipliés, que j'ai souvent répétés sur moi-même. Je dirai, à cette occasion, que c'est la meilleure manière de s'exercer au cathétérisme, et d'apprendre à éviter ou du moins à diminuer les douleurs que détermine cette opération. En voyant un praticien introduire brusquement la sonde, on peut assurer qu'il ne s'est jamais sondé lui-même.

Étant déjà habitué à me servir des sondes droites, je n'eus pas de peine à faire pénétrer mon instrument dans la vessie d'un cadavre : j'y avais préalablement introduit une pierre de moyenne grosseur. La pince, développée dans ce viscère, rencontra facilement le corps étranger ; mais

---

(1) M. Faizan.

j'éprouvai quelques difficultés à le saisir, et il me fut impossible de le fixer, ce qui tenait à la faiblesse des branches, et au vice du mécanisme employé pour les faire mouvoir.

Après avoir répété sans succès mes tentatives pendant plusieurs jours, je pensai qu'il importait de changer la disposition de certaines parties de cet instrument, et je le renvoyai à l'ouvrier, qui ne le termina pas.

Quoique le résultat que j'avais obtenu n'eût pas complètement rempli mon attente, je n'en fus pas moins convaincu de la possibilité et même de la certitude du succès, au moyen des modifications que m'avaient suggérées l'étude du mécanisme des branches, et ce qui s'était passé dans l'application de cet instrument imparfait. Mes idées étant fixées à cet égard, je crus devoir m'occuper de l'exécution du second instrument, destiné à former une poche dans la vessie. J'ai déjà dit qu'il était conçu d'après les principes admis pour le premier. Aussi je n'eus que très-peu de chose à faire, tant pour disposer les deux branches et établir les deux conduits, que pour déterminer le mécanisme au moyen duquel la poche devait s'ouvrir, se fermer, se ployer et se déployer à volonté.

Lorsque toutes ces dispositions furent faites, mon attention se tourna du côté de la poche

elle-même, qui ne m'avait présenté aucune difficulté; mais un des chimistes les plus distingués de notre époque, M. Thénard, me fit observer qu'il ne connaissait pas de tissu végétal
ou animal, très-mince et très-flexible, et tel qu'il
le fallait ici, capable de résister à l'action des
acides et des alcalis concentrés. Je fis néanmoins
quelques expériences. Les tissus animaux et vé-
gétaux furent tous plus ou moins promptement
attaqués par les agens chimiques employés à la
dissolution des calculs; et les feuilles métalliques
furent toujours plus ou moins gercées par le plis-
sement répété de la poche : je me vis contraint
d'abandonner ce moyen.

La persuasion où j'étais que mon idée était
neuve, et qu'elle devait me conduire à un important résultat, me fit occuper de l'exécution du
troisième instrument, destiné à saisir et à broyer
les petits calculs. Il était décrit et dessiné à six
branches : mais je le réduisis à quatre avant même
de le faire exécuter; néanmoins il ne fut rien
changé ni à la disposition des tubes, ni à la vis
de rappel qui servait de moteur principal, ni au
lithotriteur lui-même.

Quoique plus simple que le premier, cet instrument se trouva moins bien exécuté que je ne
m'y étais attendu, ce qui tenait à un peu de né-
gligence de l'ouvrier qui s'en était chargé. J'en

lis cependant l'application sur le cadavre. Une pierre d'un petit volume, introduite dans une vessie pleine d'eau, fut sentie, saisie et perforée sans trop de difficultés; mais, à un second essai, l'une des branches cassa, et mes tentatives se trouvèrent de nouveau contrariées, d'autant plus que la petitesse du trou fait à la pierre ne me permettait d'user complètement le calcul qu'a-près un grand nombre d'essais.

Un examen attentif de l'ensemble de l'appareil ne me laissa pas long-temps dans l'inquiétude quant à l'accident de la branche cassée, ce qui tenait à une disproportion entre les forces des diverses pièces qui composaient l'instrument.

Il n'en fut pas de même à l'égard de la petite brèche que j'avais faite au corps étranger, pendant dix minutes employées à le perforer. Cet inconvénient me paraissait d'autant plus grave que je ne prévoyais pas d'abord les moyens d'y remédier. De là de nouvelles recherches.

Dans les premiers jours de 1820, je fis exécuter cet instrument avec les modifications suivantes : son diamètre, qui n'était jusque là que de trois lignes, fut porté à quatre ; les branches furent aplaties et leur longueur augmentée, d'où il résulta un écartement plus considérable ; l'épaisseur du tube intérieur et la force de la vis de rappel étaient sensiblement diminuées. Comme j'employai un perforateur plus volumineux, la perte de substance qu'il fit éprouver à la pierre devint plus considérable.

Malgré ces avantages, j'étais encore loin du but. Les branches ne cassèrent plus, mais elles plièrent, et je me voyais forcé, afin de retirer l'instrument de la vessie, d'exercer sur elles une forte traction pour les redresser et les faire rentrer dans le tube extérieur. Le trou pratiqué à la pierre par le lithotriteur n'ayant que deux lignes de diamètre, l'opération était trop prolongée.

Quoique imparfait, cet instrument me servit à faire sur le cadavre une série d'expériences. Elles me conduisirent successivement à réduire à trois le nombre des branches, qui avait été de quatre jusqu'alors, ce qui augmenta leur force, sans diminuer leur faculté de saisir et de fixer solidement le corps étranger, et à donner au stylet une tête armée de dents pour attaquer la pierre par une plus large surface.

En produisant d'autres résultats, cette nouvelle disposition me fit faire des changemens essentiels, qui eurent des effets très-avantageux. L'écartement des branches, qui n'était encore dû qu'à leur élasticité, et qui, par cette raison, se trouvait extrêmement borné, fut effectué par la tête du stylet, et soumis à la volonté du chirurgien. La pince ou *litholabe* n'avait pu jusque-là embrasser que de très-petits calculs ; elle saisit alors une pierre d'un volume égal à celui d'un petit œuf de poule. Alors furent supprimées les dents qui armaient la face interne des branches, dont les extrémités libres furent recourbées en forme de crochet ; et le manche ne fut fixé sur l'extrémité cylindrique du lithotriteur qu'après son introduction dans la canule intérieure.

Jusqu'ici mon attention s'était totalement dirigée vers le point qui me semblait réunir toutes les difficultés : saisir et fixer la pierre par un moyen inoffensif pour les parois de la vessie, et dont la solidité ne laissât rien à désirer ; l'attaquer ensuite assez puissamment pour que l'avantage de cette méthode curative ne fût pas acheté par une trop grande lenteur dans l'opération.

Ces résultats obtenus, je dus m'occuper des moyens de rendre la trituration plus prompte en substituant à l'action seule de la main, dont je me servais, ou à la manivelle simple, une manivelle à rouages, et un tour dans le genre de ceux dont se servent les horlogers : il était adapté à l'extrémité extérieure de l'instrument disposé pour le recevoir. A la poupée, qui porte le pivot sur lequel tourne le lithotriteur, fut adaptée une boîte de quatre pouces de longueur, contenant un ressort en spirale : il pousse graduellement et à volonté le pivot sur le lithotriteur, et celui-ci sur la pierre, à mesure qu'il est mis en mouvement par la manivelle. Cet appareil, très-simple et très-facile en raison de l'espace illimité dont on peut disposer, était exécuté en 1820, époque à laquelle des motifs de santé me firent quitter Paris pour quelques mois.

Tandis que mon appareil instrumental laissait quelque chose à désirer sous le rapport de la perfection et de l'exécution, il suffisait sans doute d'en faire l'application sur des cadavres. Les nombreux essais que j'avais déjà faits m'avaient déjà donné l'habitude de saisir, broyer, tourner et recharger la pierre avec une assez grande facilité, et de retirer ses fragmens sans attaquer le tissu du viscère dans lequel je faisais mes expériences. Mais voulant apprécier la sensation qu'éprouverait le malade dans l'opération, je crus devoir tenter une série d'expériences sur les animaux vivans. Je profitai de mon séjour à la campagne pour exécuter ce travail ; mais je n'obtins pas à cet égard tous le succès que je m'étais promis. Les dispositions anatomiques et les localités présentèrent des difficultés qu'il ne me fut pas aisé de vaincre. Les manœuvres nécessaires pour introduire dans la vessie de très-petits calculs, et le séjour de ces corps étrangers dans un viscère qui n'était pas accoutumé à leur présence, la gêne qu'éprouvait l'animal, m'empêchèrent constamment de déterminer quelle sensation produisaient mes recherches. Je pus me convaincre néanmoins qu'elles étaient en général peu douloureuses, et qu'elles ne laissaient point de traces dans la vessie.

Au commencement de 1822, j'eus l'idée de donner au lithotriteur une légère excentricité, afin d'augmenter encore l'étendue de son action sur la pierre. Cette modification produisit de très-bons effets, et me conduisit à faire sur le cadavre un certain nombre d'expériences dans l'intention de déterminer la durée de l'opération ; en voici le résultat.

Des calculs ovoïdes, d'acide urique ou d'oxalate de chaux, de vingt à vingt-cinq lignes de circonférence, attaqués avec un lithotriteur de trois lignes et demie de diamètre, et sans excentricité, exigèrent une demi-heure pour leur division et leur extraction complètes. Des calculs de même nature ayant de trente à trente-cinq lignes, attaqués avec le même instrument légèrement excentrique, ne furent broyés et retirés qu'après une heure et demie de travail. De semblables pierres du volume d'un œuf de poule, soumises à l'action d'un instrument de quatre lignes, le lithotriteur ayant autant de courbure que permet d'en donner une pince droite, ne furent entièrement broyées et retirées qu'après six reprises chacune d'une demi-heure.

En agissant sur des pierres d'une consistance moins grande, la longueur de l'opération fut moindre, tantôt d'un tiers, tantôt d'un quart.

Les pierres friables étaient quelquefois écrasées par la seule pression des pinces ; mais les fragmens résultant de cette division étaient en général trop gros pour être extraits : il fallut les charger et les broyer de nouveau, ce qui prolongeait la durée de l'opération. Aucun calcul ne résista par sa dureté à la puissance de l'instrument : son action sur des calculs très-durs était seulement un peu plus lente, et le produit de la trituration beaucoup plus fin.

Quoique ce résultat me parût plus satisfaisant, je dus chercher à rendre plus prompte l'action du lithotriteur. Des entailles longitudinales, pratiquées sur sa circonférence pour recevoir la pince quand elle est fermée, m'ont permis de lui donner un diamètre égal à celui de la canule extérieure ; ce qui, réuni à une légère excentricité, lui fait produire sur la pierre une action plus étendue. La courbure du lithotriteur peut être augmentée au point de faire à la pierre un trou de sept lignes de diamètre, disposition qui exige souvent une légère courbure de l'extrémité de la pince. Ces deux modifications applicables, la première aux petits calculs, la seconde avantageuse lorsqu'il s'agit de grosses pierres, ont eu tout le succès que j'en attendais.

Il n'en fut pas de même d'un lithotriteur à tête mobile et divisée que j'avais fait exécuter; il n'était pas assez solide. Ceux que l'on voit représentés planche 3, construits plus tard, ont la solidité nécessaire.

Lorsque mon appareil m'a semblé réunir assez de conditions pour opérer la destruction d'une pierre de cinq pouces de circonférence, j'ai dû chercher à diminuer le volume de mes instrumens afin de rendre cette méthode applicable à la majorité des cas.

Ainsi furent successivement exécutés des appareils d'un diamètre décroissant, depuis quatre lignes jusqu'à deux; ces derniers, d'une solidité que je n'avais pu d'abord calculer assez exactement, et ne laissant rien à désirer, sont applicables chez les enfans, et toutes les fois qu'on a à extraire de petites pierres ou des fragmens trop volumineux pour être expulsés naturellement.

C'est pour des cas de ce genre que furent faits à la même époque plusieurs pinces à deux branches de volume et de forme variés, et un instrument qu'on peut appeler *brise-pierre*. Il se compose de deux tiges d'acier arrondies d'un côté, aplaties de l'autre, légèrement recourbées par une extrémité qui se termine en forme de tête de serpent, et présentant à l'autre extrémité deux rangées de dents destinées, celles de la branche supérieure à recevoir l'engrenage d'une roue qui leur imprime les mouvemens voulus, et celles de la branche inférieure à rendre cette branche immobile au moyen d'une clavette.

Ces deux tiges sont reçues séparément, la supérieure d'abord, l'inférieure ensuite, dans une canule de la longueur et du diamètre des précédentes, qui leur sert de gaîne, et porte à l'une de ses extrémités le rouage destiné à faire mouvoir ces tiges ensemble ou séparément, suivant l'effet que l'on veut produire. Éprouvant quelques difficultés pour saisir la pierre avec cet instrument, je m'en sers rarement.

J'omets quelques détails sur la forme et la disposition des branches du litholabe, ainsi que sur l'appareil extérieur destiné tant à faire mouvoir les diverses pièces de l'instrument qu'à faire agir le lithotriteur, et à empêcher l'écoulement du liquide pendant l'opération. Ces différens appareils sont décrits ailleurs, et représentés planches 2 et 3.

Parmi ces mêmes détails est comprise la sub-
stitution de l'archet à la manivelle à rouages,
lorsque le volume ou la dureté de la pierre rend
nécessaire l'application d'une force motrice autre que celle de la main.

Tel était, à la fin de 1823, l'appareil instrumental à l'exécution duquel avaient été employées près de cinq années. Simple par sa nature, mais compliqué par les changemens que
nécessitent les différences de forme, de volume
et de dureté de la pierre, et la disposition variée
des parties avec lesquelles il doit se trouver en
rapport, cet appareil se composait alors de qua-
rante-deux pièces.

J'avais eu dans le cours de cette année (1823),
l'occasion d'en faire trois fois l'application sur
des malades : la première, comme moyen d'exploration de la vessie; les deux autres pour retirer de ce viscère deux petits calculs, dont l'un,
très-friable, fut écrasé par les serres de la pince,
et l'autre fut extrait en entier. Ce double succès,
obtenu avec facilité, me faisait vivement désirer l'occasion d'appeler sur ma méthode l'attention des savans et des hommes de l'art; mais
les circonstances qui avaient accompagné la présentation de mon projet en 1818, ne me permettaient pas de le soumettre à l'académie royale
des sciences, tandis qu'il existait des doutes sur

le succès complet de son application : pour détruire ces doutes, il fallait des preuves établies par un nombre de faits.

Au commencement de 1824, parut s'offrir enfin ce que j'attendais depuis long-temps : des malades ayant la pierre, consentirent à se soumettre publiquement à l'essai d'une méthode qui avait été jusque là envisagée comme *chimérique* par la majorité des praticiens.

Trois personnes se présentèrent à peu près à la même époque pour cette opération. Une de ces opérations se trouvant fixée pour le 13 janvier 1824, le 12 je soumis mes moyens d'opérer au jugement de l'Académie royale des sciences, qui chargea MM. Percy et Chaussier de lui en rendre compte. Ces deux savans et plusieurs praticiens distingués de la capitale furent témoins de ces diverses opérations et du résultat qu'elles produisirent (1).

Les mêmes commissaires, MM. Chaussier et

_______________

(1) On a prétendu que je n'avais fait connaître mon travail qu'en 1824. Le fait est inexact. A cette époque, je priai l'Académie royale des sciences de nommer une commission qui assisterait à mes opérations. Mon travail était alors terminé, et le mémoire que je présentai à l'Académie était le développement de celui que j'avais adressé au ministre de l'intérieur six

Percy, nommés en 1818 par la société de médecine pour examiner une méthode sur laquelle ils ne jugèrent pas alors à propos de se prononcer, furent désignés en 1824 par l'Académie royale des sciences pour faire un rapport sur cette méthode. La commission avait entre ses mains mon premier travail : elle examina mes instrumens, suivit de point en point les diverses modifications qu'ils avaient éprouvées, fut témoin de leur application, tant sur le cadavre que sur les malades, et elle fit son rapport, qui fut lu et adopté le 22 mars suivant. (1)

En rendant compte de mes travaux, le célèbre académicien, M. Percy, dont les sciences et l'humanité déploreront encore long-temps la perte, traça avec la plus grande précision l'historique de tout ce qu'on avait fait d'important pour parvenir à rayer du cadre des opérations chirurgales celle de la taille, l'une des plus douloureuses et des plus meurtrières.

Doué d'une grande érudition, M. Percy consigna dans son rapport des faits qui étaient peu connus, tels que ceux du colonel Martin, du

---

ans auparavant. Dans le dernier mémoire, il y avait de plus les principaux résultats de mes expériences subséquentes.

(1) Voir ce rapport à la fin de l'ouvrage.

moine de Cîteaux, et le projet du docteur bavarois M. Gruithuisen resté dans l'oubli, et même abandonné par l'auteur (1).

Malgré le petit nombre de faits que je pus alors présenter, la commission nommée par l'académie des sciences sentit toute l'importance de cette découverte; elle la déclara « glorieuse » pour la chirurgie française, honorable pour son » auteur, et consolante pour l'humanité, » et la désigna par le nom d'*Opération*, ou de *Procédé Civiale* (2), de *Découverte de M. Civiale* (3). Je ne cite ces témoignages honorables que pour repousser des assertions inexactes qui ont été faites à ce sujet.

Depuis cette époque, un nombre considérable de calculeux, placés dans les conditions les plus variées, se sont présentés à moi. J'ai pu, en opérant des malades d'âge et de sexe différens, déterminer jusqu'à un certain point les limites de

---

(1) Il m'a été impossible de me procurer un ouvrage publié à Venise en 1799 par Marco de Marchi sur une nouvelle manière de diviser la pierre dans la vessie.

(2) *Voyez* le rapport.

(3) Analyse des travaux de l'Académie royale des sciences pendant l'année 1824, par M. le baron **Cuvier**, secrétaire perpétuel. L'extrait se trouve à la suite du rapport.

l'application de la lithotritie ; je me suis en outre assuré d'un fait de pratique de la plus haute importance : c'est que, lorsqu'elle ne réussit pas, elle ne porte aucun obstacle au succès de la cystotomie.

J'ai recueilli avec soin les observations qui sont le résultat de ma pratique : elles se trouvent consignées dans cet ouvrage.

## CHAPITRE IV.

### DE L'URÈTRE.

Je ne parlerai de l'urètre que sous les rapports qui se rattachent directement à la lithotritie. Les anatomistes diffèrent d'opinion sur sa structure : les uns lui accordent en tout ou en partie un tissu musculaire ; d'autres le lui refusent entièrement, et n'attribuent qu'à l'action des muscles du périnée, la faculté de se contracter que l'urètre semble possséder. Quoi qu'il en soit, ces théories sont de peu d'importance pour l'application du broiement de la pierre.

Ce canal présente trois parties qui méritent chacune un examen spécial : la première partie s'étend de l'orifice jusqu'au bulbe ; l'orifice est la partie la plus étroite ; on y trouve même souvent une espèce de bride membraneuse, que l'on peut toujours diviser (1).

La fosse naviculaire vient immédiatement après ; son diamètre est plus grand ; des calculs

_______________

(1) *Voyez* le chapitre des *Rétrécissemens de l'urètre,* à la fin de cet ouvrage.

calculs ou des fragmens de pierre s'y arrêtent souvent sans pouvoir franchir l'orifice.

Depuis la fosse naviculaire jusqu'au bulbe, le diamètre du canal est à peu près uniforme. Cette portion possède peu de sensibilité; on s'est assuré par des expériences nombreuses qu'elle ne jouit pas d'une contractilité apparente.

La seconde partie de l'urètre s'étend du bulbe à la prostate : à l'exception de l'orifice, la portion bulbaire est la plus étroite; à sa face inférieure se trouve une sorte de cavité plus ou moins profonde, dont le bord supérieur forme une saillie quelquefois très-prononcée. Elle est située au-dessous de l'arcade des os pubis, et offre une légère courbure.

La portion de l'urètre qui se présente ensuite et qui est généralement appelée *membraneuse*, a un diamètre plus grand, et, par sa nature, elle est susceptible d'une grande dilatation. Des calculs s'y arrêtent, et peuvent s'y développer jusqu'au point d'acquérir un volume extraordinaire : dans deux cas, j'ai trouvé des pierres qui avaient la grosseur d'un œuf de poule.

La troisième partie est renfermée dans la prostate, et se termine à l'orifice de la vessie.

L'étude de cette partie du canal est d'une grande importance sous le point de vue pratique. Généralement ses dimensions et sa direction offrent peu de variétés ; mais elles se trouvent soumises à l'influence de l'état de la prostate.

Dans l'état sain, l'urètre présente à la face inférieure sur la ligne médiane la crête urétrale, qui jouit d'une grande sensibilité, et sur chacun de ses côtés un enfoncement ; dans l'état malade, cette crête est quelquefois très-développée, et les enfoncemens plus marqués. Il arrive souvent, et surtout chez les vieillards, que la partie de la prostate à laquelle Sir E. Home a donné le nom de lobe moyen, se tuméfie et fait dans l'urètre, une saillie considérable ; dans quelques cas plus rares, un rebord membraneux s'étend d'un lobe de la prostate à l'autre, et forme une espèce de bride.

Enfin, la prostate peut acquérir un volume tel que la courbure de l'urètre en est augmentée de plusieurs lignes.

Des recherches anatomiques, faites avec le plus grand soin, ont appris que dans l'état normal ce conduit, après la puberté, a de trois à quatre lignes de diamètre, et que l'orifice extérieur a une demi-ligne de moins.

La direction que prend l'urètre dans son trajet a donné lieu pendant des siècles à une foule d'erreurs : la légère courbure de ce canal avait fait croire qu'on ne pouvait pénétrer dans la vessie qu'à l'aide d'instrumens courbes.

Il paraît cependant que les anciens avaient reconnu la possibilité de redresser l'urètre, et d'y faire pénétrer des instrumens droits : ce fait a été constaté par quelques modernes. Il est bien démontré aujourd'hui que, quoique l'urètre ne soit pas un canal droit comme on l'a prétendu, on peut effacer ses courbures, et y introduire une sonde droite.

# CHAPITRE V.

## DU CATHÉTÉRISME AU MOYEN DE SONDES DROITES.

Aussi long-temps que l'on a cru à l'impossibilité de pénétrer dans la vessie avec des sondes droites, on a donné à ces instrumens une courbure plus ou moins adaptée à celle que l'on attribuait à l'urètre. Ce point de doctrine chirurgicale avait reçu la santion des siècles, et, jusqu'à ce jour, l'introduction des sondes droites paraissait généralement impossible.

Cependant on a trouvé de ces sondes dans les ruines d'Herculanum. L'auteur arabe Albucasis nous a transmis le dessin de ces instrumens. En 1729, Joseph Rameau donnait la préférence aux algalies presque droites ; il avait été conduit à cette pratique par les dispositions anatomiques de l'urètre (1). Lieutaud, vers le milieu du siècle dernier, s'exprimait ainsi :

« Mais on peut toujours éviter cette opéra-» tion (ponction de la vessie) toujours dange-

______

(1) Réflexions anatomiques en forme de lettres, ou Analyse de la dissertation de M. Morand sur la taille au haut appareil, Amsterdam, in-12, p. 6 et 7.

» reuse et souvent infructueuse, parce qu'elle
» laisse subsister la cause de la maladie, en se
» servant d'une sonde droite solide ou creuse. Je
» puis assurer, sur la connaissance que j'ai de
» ces parties saines ou malades, qu'il n'y a au-
» cun cas, si l'on en excepte la pierre engagée
» dans le canal, qui puisse empêcher une sonde
» droite, conduite par une main un peu exer-
» cée, d'entrer dans la vessie (1).

Les auteurs du Dictionnaire de médecine et
de chirurgie, imprimé en 1772, s'expriment
à peu près dans les mêmes termes.

En 1795, le professeur Santerelli, de Rome,
publia un mémoire sur la simplification du
cathétérisme au moyen des sondes droites : il
indiquait le moyen d'effacer la première courbure de l'urètre.

Vers la même époque, le professeur Lassus,
de Paris, démontrait dans ses cours la possibilité de se servir de ces instrumens.

Dans une dissertation inaugurale, soutenue
devant la faculté de médecine de Paris en 1810,
se trouvent consignés divers essais pour pénétrer
dans la vessie avec des sondes droites.

Ces faits et d'autres encore, n'étaient ignorés

______________________________________________

(1) Précis de la médecine pratique, Paris, 1776,
t. I, p. 588.

de personne, quand on est venu dernièrement annoncer comme une découverte nouvelle la possibilité d'introduire dans la vessie des sondes droites.

Par ce qui précède, il est facile d'apprécier une semblable prétention.

Cette donnée cependant était restée stérile pour la science : on n'en avait retiré d'autre fruit que la production de quelques projets sans consistance, et la publication de quelques dissertations anatomiques.

Les sondes droites étaient connues, mais on ne nous avait transmis que peu de préceptes pour leur application : point d'autant plus important que le cathétérisme diffère essentiellement par ce moyen, de celui que l'on pratique avec les sondes courbes.

Le chirurgien se place au côté droit du malade ou entre ses jambes. Il abaisse la verge par une légère traction, pour la rendre parallèle avec les cuisses, qui doivent être très-légèrement fléchies. L'instrument tenu de la main droite est introduit ; il pénètre avec facilité jusqu'à la symphise des os pubis : on sent alors, par le contact de la sonde avec cette partie solide, qu'elle est parvenue jusques au bulbe ; on abaisse davantage la verge, et l'on dirige un peu plus haut le bec de l'instrument, qui traverse sans peine la portion membraneuse, et arrive jusqu'à la prostate.

On doit apporter la plus grande attention à donner à la sonde la direction que je viens d'indiquer, et qui est indispensable pour la faire pénétrer ; car on s'exposerait à faire une fausse route : sa pointe pénétrerait dans l'enfoncement qui se trouve à la portion bulbaire, traverserait la parois inférieure de l'urètre, et pourrait arriver jusqu'à l'anus ; cet accident est arrivé.

Le reste de l'opération exige encore plus de surveillance et de précaution. Si la prostate est dans l'état sain, il suffit ordinairement de baisser la main, et de diriger un peu en haut la pointe de l'instrument ; la sonde pénètre sans peine dans la vessie. Il n'en est pas de même quand la prostate est malade, et il est évident que pour ces cas l'on ne peut établir de règle générale. Ce n'est que le tâtonnement, et surtout une longue expérience qui peuvent servir de guide. Les remarques suivantes seront de quelque utilité à cet égard.

S'il y a lieu de croire que les difficultés que l'on rencontre sont produites par un engorgement partiel de la prostate, il convient de n'abaisser davantage la main que lorsque la sonde est arrivée au milieu de la portion prostatique.

Il en est de même lorsque l'extrémité de la sonde se fourvoie dans les cavités qui se trouvent sur les côtés de la crête urétrale , ou quand l'obstacle est formé par une espèce de bride qui s'étend d'un lobe de la prostate à l'autre.

Souvent , mais surtout chez les vieillards , un engorgement général de la prostate empêche la sonde de pénétrer. C'est toujours en abaissant la main , et en faisant glisser le bec de l'instrument sur la paroi supérieure de l'urètre , que l'on peut presque toujours espérer de réussir : dans ces cas, une grosse sonde pénètre avec plus de facilité qu'une petite.

On juge par les considérations qui précédent, que le cathétérisme avec les sondes droites n'est pas aussi facile qu'on l'a prétendu : ce qui a pu induire en erreur sous ce rapport, c'est la facilité avec laquelle cette opération s'exécute sur le cadavre ; ce mode de cathétérisme ne doit pas être préféré pour constater l'existence de la pierre.

Les sondes ordinaires présentent des avantages marqués pour le cathétérisme explorateur , leur courbure permettant d'atteindre le calcul dans tous les points de la vessie.

Cette opération est trop connue pour que je la décrive ici ; je me bornerai à quelques remarques de pratique.

On doit préférer l'algalie au cathéter ; elle donne la facilité de faire passer la vessie de l'état de vacuité à celui de plénitude, *et vice versâ.* Très-souvent cette précaution suffit pour faire sentir une pierre qui avait échappé à des recherches prolongées avec le cathéter.

Dans quelques cas plus rares, on est obligé de varier la position du malade ; mais on ne doit pas perdre de vue que les changemens de position ne sont utiles que lorsque la vessie est pleine. C'est dans cet état que l'on peut distinguer, au moyen de la sonde, s'il existe plusieurs pierres, et, dans presque tous ces cas, j'y suis parvenu.

On ne saurait apporter assez de ménagemens dans ces sortes d'explorations pour soustraire le malade à des douleurs très-vives, que ne manquent jamais de produire des recherches précipitées ; elles peuvent même donner lieu à des accidens graves, qui ont contribué à effrayer les malades sur une opération reconnue en général comme peu douloureuse et toujours sans danger, lorsqu'elle est faite avec la dextérité et les précautions convenables.

Il est quelquefois plus difficile que l'on ne pense de constater l'existence de la pierre avec le cathéter.

Le docteur Labbat, sexagénaire, inspecteur

des eaux minérales de Cauterets, avait la pierre depuis huit ans. M. Labbat était, en même temps, un médecin, qui calculait toujours les chances d'une opération, et un malade très-irritable : ses souffrances, toutes atroces, se reproduisaient chaque fois qu'il urinait.

Je reconnus l'existence d'une grosse pierre : l'emploi de ma méthode me parut impossible. Je fis cependant un essai qui me confirma dans mon opinion, mais qui ne changea en rien l'état du malade. MM. Dubois, Boyer, Double et moi nous fûmes appelés en consultation. Il fut reconnu que ni la cystotomie ni la lithotritie n'étaient applicables : le malade se voyait donc condamné à garder sa pierre. Deux mois après, M. Labbat, accablé par ses souffrances, se résigna à subir la taille, et appela M. Dupuytren. Ce praticien ne put reconnaître la présence de la pierre malgré des recherches répétées. A quinze jours de là, M. Labbat mourut sans avoir été taillé.

On a constaté par l'autopsie, que la vessie contenait deux pierres d'un volume à peu près égal et de forme aplatie. J'ai mesuré l'une de de ces pierres ; elle a dix-neuf lignes de longueur, quinze de largeur et neuf d'épaisseur. La vessie était enflammée, et les reins malades.

Si l'on rapproche ce fait de celui qui fut observé lors de l'opération de M. Azille, et que j'ai rapporté dans cet ouvrage ; si l'on a égard au volume de ces pierres et aux talens bien reconnus de M. Dupuytren, on pourra juger combien le cathétérisme fournit quelquefois de données incertaines sur l'existence des calculs vésicaux.

Dans nombre de circonstances, on a cru reconnaître la présence de la pierre ; on a même taillé les malades inutilement : la vessie ne contenait pas de calculs. Dans mon Introduction, j'ai rapporté des faits de cette nature.

C'est pour acquérir des données plus exactes que je pratique, dans les cas douteux, le cathétérisme au moyen de mon instrument, bien préférable au cathéter pour ces sortes d'explorations. Lorsque la pince est ouverte, il suffit de lui imprimer de petits mouvemens de rotation, et de l'incliner légèrement dans tous les sens, pour que toute la surface de la vessie soit explorée avec exactitude.

# CHAPITRE VI.

## APPAREIL INSTRUMENTAL.

Dans un des chapitres précédens, j'ai indiqué les différentes pièces qui composent mon appareil instrumental, et j'ai fait connaître les modifications successives que l'expérience m'avait suggérées ; mais il est nécessaire de présenter quelques détails sur chacune de ses parties et sur son ensemble. Cet appareil consiste :

1° En canules extérieures qui servent de gaîne. Ce sont des cylindres métalliques de onze pouces de longueur, et d'un diamètre qui varie depuis deux lignes jusqu'à quatre ; ces canules peuvent être en argent, en or, en platine, en acier ou en cuivre : l'argent m'a paru préférable. A l'une des extrémités, je fais souder un petit cercle en or qui offre plus de résistance ; à l'autre extrémité, se trouvent un renflement à languettes latérales, qui est reçu dans un touret, une vis de pression et une espèce de rondelle servant de poignée ; à cette extrémité est aussi fixée, au moyen d'un pas de vis, une boîte à cuir pour empêcher le liquide de couler pendant l'opération.

2° En canules intérieures, *litholabes* ou pinces destinées à saisir la pierre dans la vessie ; à la fixer pendant le broiement, et à l'extraire lorsque son volume le permet ou lorsqu'elle est réduite en fragmens. C'est un cylindre en acier plus long que le précédent, dans lequel on doit l'introduire ; il est divisé à l'une de ses extrémités en deux, trois ou quatre branches aplaties, élastiques, et terminées de différentes manières, suivant l'usage auquel on les destine. Les pinces à deux branches servent à extraire de l'urètre ou de la vessie, les petits calculs ou fragmens qui s'y trouvent ; leurs mords droits ou courbes sont lisses, arrondis, et ne peuvent jamais se rapprocher assez pour pincer la vessie lorsqu'ils sont en contact avec elle.

Les pinces à trois branches sont celles dont je me sers dans le plus grand nombre de cas, pour saisir, pour fixer la pierre, et même pour extraire les fragmens ; leur extrémité est recourbée en dedans, et lorsque la pince est fermée, la partie recourbée de chaque branche chevauche.

Les pinces à quatre branches et à branches mobiles, sont destinées à des cas particuliers. Les premières, pour mieux fixer la pierre, lorsqu'elle est volumineuse, très-aplatie ou très-allongée. Avec les dernières, il est quelquefois plus facile de déplacer la pierre du col de la vessie ; mais il est rarement nécessaire de se servir de ces instrumens auxquels la pince à trois branches fixes est préférable.

L'expérience m'a prouvé que ces instrumens étaient d'autant plus utiles qu'ils étaient plus simples et plus solides.

L'extrémité opposée de la canule intérieure est creusée en pas de vis, et est reçue dans une rondelle qui sert de poignée. A cette rondelle se trouve adaptée une boîte à cuir qui a les mêmes usages que celle de la canule extérieure, c'est-à-dire d'empêcher l'écoulement du liquide pendant l'opération.

Cette extrémité présente aussi une échelle graduée qui fait connaître le degré d'écartement des branches.

3° La partie de l'appareil qui sert à broyer la pierre est ce que j'ai appelé *forêt* ou plutôt *lithotriteur.* C'est une tige en acier plus longue de six lignes que le litholabe, et qui présente une tête armée de dents. Sur la surface de cette tête sont pratiquées des entailles pour recevoir les branches de la pince, lorsqu'elles sont rapprochées : j'ai déjà indiqué les changemens nombreux que j'ai fait successivement à cette partie de mon appareil instrumental. L'autre extrémité du lithotriteur se termine en pointe, et présente une échelle graduée qui fait connaître d'une manière rigoureuse l'épaisseur de la portion saisie de la pierre.

Ces lithotriteurs simples ont les avantages suivans : d'être très-solides ; d'attaquer, au moyen de la tête et de la courbure, la pierre par une large surface ; d'augmenter l'écartement des branches de la pince, lorsque la grosseur de la pierre l'exige ; de pouvoir écraser le calcul lorsqu'il est petit, ou ses fragmens lorsqu'il est divisé, sans avoir recours au broiement ; enfin de repousser la pierre lorsque l'on veut retirer l'instrument.

Les lithotriteurs dont la tête est formée de deux parties que l'on peut éloigner ou rapprocher à volonté ( voy. pl. 3 et l'explication ), sont moins solides ; on peut cependant les employer avec succès lorsque la pierre est volumineuse, sphérique et friable.

4° Une poulie brisée est fixée sur l'extrémité graduée du lithotriteur ; elle sert à borner son introduction dans la canule au point voulu, et à lui imprimer le mouvement nécessaire, au moyen d'un archet et d'une corde à boyau. Cette poulie sert encore de point d'appui, lorsqu'on veut écraser un petit calcul ou un de ses fragmens entre la tête du lithotriteur et l'extrémité recourbée de la pince. Les poulies à charnières et à une seule vis deviennent nécessaires quand on emploie les lithotriteurs compliqués.

5° Un tour analogue à ceux qu'emploient les horlogers, sert à fixer l'appareil pour le broiement de la pierre. L'une de ses extrémités présente une espèce de lunette à rainure pour recevoir l'instrument ; l'autre se termine par une tige carrée qui glisse dans la poupée, que l'on fixe au moyen d'une vis de pression, placée au-dessous ou sur l'un des côtés de la poupée.

A l'extrémité supérieure de la poupée qui porte le pivot, est fixé un cylindre renfermant un ressort en spirale qui pousse le pivot sur le lithotriteur, et conséquemment celui-ci sur la pierre, à mesure que l'archet le fait tourner.

L'action du ressort en spirale est gouvernée par une vis de pression qui agit sur le pivot.

Pendant long-temps, au lieu de l'archet, je me suis servi d'une manivelle à rouages ; mais le frottement de la roue empêche de percevoir avec exactitude la sensation que fait éprouver le broiement : sous ce rapport l'archet n'a pas les mêmes inconvéniens.

Certains états maladifs pouvant s'opposer à son emploi ou du moins le rendre difficile, la manivelle devient alors nécessaire.

M. Chetelat, d'Arpajon, sexagénaire, avait la pierre depuis dix ans ; il paraît qu'elle s'était formée pendant son séjour de plusieurs mois au lit, pour une maladie du col du fémur du côté droit. Il en résulta une ankilose entre la tête de cet os et la cavité cotyloïde, avec déviation du membre en dedans.

La maladie de la vessie était très-avancée ; M. Chetelat expulsait fréquemment, et avec de violentes douleurs des urines de mauvaise nature ; la fièvre était continuelle. Je m'assurai, par le cathéterisme et une exploration avec mon instrument, que la vessie contenait plusieurs calculs. Ces circonstances me firent juger que je ne pouvais appliquer la lithotritie : en effet le malade mourut peu de temps après.

Le rapprochement de la cuisse droite de celle du côté opposé présenta quelques difficultés pour l'introduction de la sonde droite ; il aurait rendu l'emploi de l'archet presque impossible (1).

---

(1) Quatre ans après la présentation de mon projet au ministre de l'intérieur, M. J. Leroy proposa un appareil opératoire qui avait quelques rapports avec le mien. Il en différait surtout en ce qu'au lieu de pinces l'auteur voulait que l'on employât des ressorts de montre pour fixer la pierre. Plus tard il se vit forcé de substituer la pince, à laquelle il fit quelques changemens qui ne sont pas heureux. Au mois d'avril 1824, M. J. Leroy tenta sur une femme l'essai de son appareil instrumental ; le

# CHAPITRE VII.

### DU PROCÉDÉ OPÉRATOIRE.

Plusieurs considérations se présentent relativement à la possibilité, au temps convenable, et aux différentes manières d'opérer. Comme je fais connaître, à la fin de ce chapitre, les cas dans lesquels la lithotritie n'est pas applicable, je passerai immédiatement à la description du procédé opératoire. Quant au temps, je me bornerai à dire, et plusieurs de mes observations le prouvent, que la lithotritie a cet avantage sur toutes les autres grandes opérations chirurgicales, que l'état de la température ne paraît pas avoir d'influence sur ses résultats.

---

succès fut loin de répondre à son attente : il pinça la vessie sans avoir pu saisir la pierre ; il éprouva même quelques difficultés pour retirer l'instrument. La femme fut ensuite taillée, et mourut.

Dans une autre tentative sur un homme, il devint impossible à M. Leroy de faire pénétrer son instrument dans la vessie. Il ne paraît pas que l'auteur ait fait d'autres essais.

A la même époque M. Amussat avait proposé un instrument qu'il appelait *brise-pierre*. Il consiste en une

La nécessité de faire connaître d'une manière bien distincte une méthode nouvelle, m'impose le devoir d'entrer dans des détails minutieux qui, cependant, cessent de l'être, puisqu'il s'agit d'intérêts importans. Je commencerai donc par

canule qui sert de gaîne à une pince à deux branches destinées à écraser la pierre*.

Un premier essai avec cet instrument eut lieu sans succès sur M. Carpenter, dont je rapporte l'observation.

Un second essai fut fait ensuite sur le docteur Petiet, et n'eut pas de résultat plus heureux**.

Il paraît que ce sont les seules tentatives que l'on ait faites avec le *brise-pierre*.

Mes instrumens ayant été connus en Amérique, M. Lukens, mécanicien, crut pouvoir y faire d'utiles changemens. Il ajouta des ressorts de montre aux branches de la pince. Ces additions ne firent que compliquer le mécanisme de l'instrument et en diminuer la solidité : on en fit l'essai en Amérique et en Europe sans obtenir aucun succès : on éprouva même dans une circonstance des difficultés pour retirer l'instrument de la vessie.

M. le docteur Meirieu, qui a des connaissances en mécanique, et qui fait lui-même ses instrumens, a imaginé, en 1826, de modifier mon appareil opératoire; il avait assisté à mes opérations. Il a d'abord supprimé les crochets de la pince. Au lithotriteur il a ajouté deux branches mobiles articulées qu'on rapproche et qu'on

* J'ai indiqué dans l'historique de ma méthode un instrument analogue, dont je ne me sers que rarement.

** Voy. le chapitre des *Objections*.

décrire la lithotritie dans toutes ses généralités ; et je parlerai ensuite des différentes nuances qui doivent nécessairement se présenter d'après la nature de la maladie et l'état des organes.

*Traitement préparatoire.* Il faut commencer

---

écarte à volonté, afin d'attaquer la pierre par une plus large surface.

On a tenté avec cet appareil des essais à l'Hôtel-Dieu *. Ils ont prouvé que la pince était plutôt faite pour pincer la vessie que pour fixer la pierre. D'autres essais dans la pratique particulière, ont prouvé en outre que cet appareil manquait de solidité.

Enfin le docteur baron Heurteloup a aussi proposé en 1826 des modifications à mon appareil opératoire, que je lui avais montré, et dont je lui avais expliqué le mécanisme. Il a cru que la pince à quatre branches, dont je ne me sers que rarement, pouvait être employée dans la généralité des cas. Cette pince est construite de manière que chacune des branches peut agir séparément. Il a ajouté une très-petite pince à trois branches qu'il appelle *servante*, et qu'il introduit dans la pince principale : il a supprimé la tête du lithotriteur, et l'a remplacée par un perforateur dont il peut changer à volonté la direction.

L'appareil de M. Heurteloup, au lieu d'avoir les avantages que l'auteur lui reconnaît, présente les inconvéniens suivans. Son volume doit en rendre souvent l'application difficile ; la pince *servante* ne peut saisir ni les grosses pierres, ainsi que le prouve l'observation de

* Voy. le chapitre des *Objections*.

par s'assurer, avec soin, de l'état général de la santé du malade, et combattre, au moyen d'un traitement médical convenable, les dérangemens

---

Courtois * sur lequel il avait fait des tentatives infructueuses pendant plus de sept mois, ni les petits fragmens; à l'Hôtel-Dieu on a vu M. Heurteloup être forcé de renoncer à son appareil *perfectionné*, et d'avoir recours au mien, afin de retirer de petits morceaux.

Dans tous les cas cette pince *servante* devient inutile lorsque la pierre est placée au col de la vessie, ce qui est très-fréquent, la *maîtresse-pince* s'ouvrant alors derrière la pierre qui par conséquent ne peut être saisie.

La mobilité du perforateur le prive d'une partie de la solidité nécessaire; en attaquant une pierre aplatie, on court la chance de heurter une des branches de la pince, et de briser le perforateur.

Enfin, à l'aide de cet appareil, extrêmement compliqué, on ne saurait broyer les petits fragmens.

A ces modifications, M. Heurteloup a ajouté l'invention d'un lit mécanique destiné à faciliter l'opération. Le malade y est assujetti par des courroies, de manière à se trouver dans une position gênante et à éprouver des sensations pénibles. On imprime quelquefois à ce lit des mouvemens brusques d'où il résulte que la tête du malade se trouve en bas et ses jambes en haut; cette position est effrayante, et peut offrir des dangers. L'expérience a suffisamment prouvé que la lithotritie n'a pas besoin de semblables auxiliaires.

Une tige de fer, attachée à ce lit, sert à fixer l'instrument

* Voyez le chapitre des *Objections.*

qu'elle éprouve. Ensuite, un traitement antiphlogistique et un régime approprié sont indispensables afin de mettre le malade dans des conditions nécessaires pour qu'il soit opéré. Ce n'est
qu'alors que l'on peut procéder à la préparation
locale. Il faut commencer par modifier la sensibilité de l'urètre, et accoutumer ce canal à la
présence d'un corps étranger, par l'introduction
répétée des sondes flexibles. Huit jours et une
séance de dix minutes chaque fois, suffisent ordinairement pour obtenir ce résultat, lorsqu'il
n'existe pas de rétrécissement (1). On commence
par une sonde de deux lignes de diamètre, et on
la remplace successivement par d'autres sondes
qui peuvent avoir jusqu'à quatre lignes. Dans
le plus grand nombre des cas, les plus grosses
dont je me sers sont de trois lignes et demie.

*Opération.* Quoique l'on se soit assuré auparavant de la présence du calcul, et que l'on ait

---

pendant l'opération. Cette espèce de support ne permet
pas de varier la position de l'appareil autant que peuvent
l'exiger les sensations du malade, qui pourrait se blesser
si, pendant l'opération, des mouvemens involontaires
avaient lieu.

(1) J'ai traité dans un chapitre spécial les différentes
lésions de l'urètre, et exposé les moyens de ramener ce
canal à l'état naturel.

obtenu des données approximatives sur son volume, il faut faire une seconde exploration avec mon instrument, afin de s'assurer de la grosseur de la pierre. Cette exploration devient le commencement de l'opération, lorsque la pierre peut être saisie par l'instrument dont on a fait choix d'après les données que l'on avait déjà. Le malade étant sur son lit, on met plusieurs draps ployés ou un coussin sous le sacrum, afin de l'élever et de placer la pierre vers la partie postérieure de la vessie. On introduit une sonde ordinaire, et, au moyen d'une seringue, on injecte soit une quantité d'eau tiède soit une décoction émolliente ou mucilagineuse, proportionnée à la capacité de ce viscère : il faut s'arrêter aussitôt que le malade manifeste le besoin d'uriner ; la sonde doit être retirée, et immédiatement après l'instrument est introduit d'après le procédé que j'ai décrit (1). Ordinairement l'on sent la pierre ; dans le cas contraire, on fait développer les branches du litholabe, en tirant à soi la canule intérieure, et l'on procède à la recherche du corps étranger. Aussitôt qu'on l'a senti, on essaie de le saisir et de le fixer. Si son volume n'est pas en rapport avec l'étendue des branches de la pince, il s'é-

---

(1) Voyez le chapitre des *Sondes droites.*

chappera. Mais on s'assure, au moyen de l'échelle graduée qui se trouve à l'autre extrémité de l'instrument, du degré d'écartement des branches, et approximativement du volume de la pierre : on est alors à même de choisir un instrument plus convenable.

Cette exploration présente quelquefois des difficultés qui proviennent de la position de la pierre et de ses formes différentes. Lorsque le calcul est placé près du col de la vessie, la pince s'ouvre derrière lui : il y a alors impossibilité de le saisir, si son volume est considérable. Il faut fermer la pince, la retirer jusqu'au col de la vessie, donner un plus grand degré d'élévation au sacrum, et, en réintroduisant la pince, on tâche de pousser la pierre jusqu'à la partie postérieure de la vessie ; alors on fait ouvrir la pince sur elle, et on la saisit. On réussit toutes les fois que son volume n'excède pas celui d'un œuf de poule, et que la vessie a assez de capacité pour permettre le développement des pinces.

Dès que la pierre est embrassée par les trois branches, on la fixe en faisant glisser la gaîne sur la pince. La vis de pression rend ces deux pièces immobiles.

Avant de placer le tour, on s'assure de la possibilité de faire pivoter le lithotriteur sur le calcul, afin d'éviter les secousses qui pourraient

résulter des premiers mouvemens de l'archet,
si l'on employait la force. En commençant la
perforation, il faut opérer lentement : si la pierre
est friable, le lithotriteur pénètre avec facilité ;
son action est accompagnée d'un bruit sourd.
Lorsque la pierre est dure, le son est plus aigu ;
le lithotriteur fait peu de progrès ; on est dans
la nécessité d'avoir recours au ressort en spirale
placé à la partie supérieure de la poupée.

On peut presque toujours continuer le broiement pendant à peu près dix minutes ; mais alors
il devient nécessaire de s'arrêter pour ne pas fatiguer le malade.

Pour retirer l'instrument, on commence par
desserrer la vis de pression ; on ouvre la pince,
on repousse la pierre par le moyen du lithotriteur, et l'on fait rentrer la pince dans sa gaîne ;
on doit aussi s'assurer que les branches sont pla-
cées dans les entailles du lithotriteur. Il arrive
souvent qu'on ramène avec la pince quelques
fragmens de pierre : s'ils étaient trop volumineux pour rendre la sortie de l'instrument douloureuse, on les écraserait en poussant la tête du
lithotriteur contre les crochets de la pince.

Les premières urines que le malade rend sont
légèrement colorées par le sang. On fait prendre
un bain immédiatement après ; on ordonne quelques heures de repos et un régime doux, mais

rarement la diéte. Le lendemain, le malade est en général dans le même état qu'avant l'opération ; on peut recommencer du troisième jour au cinquième.

On rencontre alors moins d'obstacles que la première fois. L'état moral du malade s'est amélioré ; il n'éprouve plus cet effroi qui le saisit presque toujours à l'approche d'une opération dont il s'exagère d'avance les douleurs.

Dans les séances suivantes, on a soin de s'assurer, au moyen du lithotriteur, si la pierre n'a pas été saisie dans le même sens : si elle l'était, il faudrait la retourner. Pour opérer ce changement, on poussé un peu en avant les branches de la pince ; on fait exécuter au lithotriteur de petits mouvemens de rotation, et l'on parvient à faire changer de face au calcul. Cette partie de l'opération est très-délicate, et exige une grande habitude.

Le nombre des séances dépend du volume de la pierre et de l'état du malade.

Enfin, lorsque la pierre se trouve divisée en fragmens quelquefois trop volumineux pour être expulsés avec l'urine, il faut les écraser de la manière indiquée plus haut. L'on agit de même lorsque le calcul saisi n'a que la grosseur d'une noisette ; comme on parvient toujours à l'écraser, le broiement est inutile.

Une ou plusieurs explorations définitives deviennent nécessaires pour s'assurer que la guérison est complète. On ne saurait apporter trop d'attention à cette partie du traitement : il faut promener la pince sur tous les points de la vessie, en faisant exécuter de légers mouvemens au lithotriteur.

# CHAPITRE VIII.

### DE L'APPLICATION DE LA LITHOTRITIE.

Je n'ai jusqu'à présent décrit la lithotritie que dans ses généralités ; mais il est évident que tous les cas ne présentent pas les mêmes circonstances. Il faut alors modifier le procédé opératoire. Ses variétés sont tellement nombreuses que je ne pourrai indiquer ici que les principales.

J'ai cru nécessaire de classer l'histoire des malades que j'ai traités, de manière à faire voir distinctement la gradation des difficultés que l'on rencontre dans l'application de la lithotritie.

Dans la première série, je n'ai présenté que les observations des malades placés dans les conditions les plus favorables.

J'ai rangé dans la seconde ceux dont la maladie était plus avancée, et offrait des complications qui rendaient l'opération plus difficile.

Enfin dans la troisième j'ai rapporté les cas dans lesquels l'application de la lithotritie était impossible.

Dans chaque série, j'ai placé des remarques détachées qui servent à indiquer les différentes nuances que j'ai été obligé de donner au procédé opératoire.

PREMIÈRE SÉRIE D'OBSERVATIONS.

Les observations que j'ai cru devoir réunir ici ne sont cependant pas entièrement semblables; mais dans tous les cas les pierres étaient peu volumineuses ou en petit nombre, la vessie à peu près saine, l'urètre et la prostate dans l'état normal, et la santé du malade généralement bonne.

Le traitement préparatoire a été court, et quelquefois inutile; l'opération assez facile, et la guérison presque toujours prompte.

M. Fichon, de Paris, âgé de quarante ans, éprouvait depuis six mois, dans la région pelvienne, des douleurs qui augmentaient sensiblement malgré les moyens nombreux que l'on avait déjà employés. Cet état de souffrance, qu'exaspérait la moindre fatigue, était accompagné d'un dérangement notable dans l'excrétion de l'urine. Le malade perdait rapidement ses forces et son embonpoint, il était même forcé de suspendre ses travaux. Il vint me consulter : l'exposé de son état me fit penser que la vessie pouvait contenir un calcul, et j'en acquis la certitude par le cathétérisme. Ce calcul me parut petit ; la vessie était grande , et dans un état à peu près sain ; l'urine rendue contenait quelques mucosités , et exhalait une odeur légèrement fétide ; la présence du cathéter dans l'urètre et la vessie produisait des douleurs vives. Je cherchai à diminuer l'irritabilité de ces parties par un traitement antiphlogistique ; j'introduisis dans l'urètre des sondes flexibles , afin d'en diminuer la sensibilité : le malade les gardait dix minutes. Cette introduction fut répétée six fois : à la fin , elles ne faisaient plus éprouver de sensation pénible.

Le 6 février 1826 , M. Fichon vint chez moi , où se trouvaient MM. Desgenettes, Freycinet, Orfila , Moreau , Edwards , Bégin , et plusieurs autres praticiens distingués.

Le malade se plaça sur un lit ordinaire ; le sacrum était élevé par un coussin. La pierre fu reconnue au moyen de la sonde , qui servit ensuite à faire une injection d'eau tiède dans la vessie.

Un instrument de trois lignes introduit avec une grande facilité dans la vessie, la pierre fut saisie et broyée. L'un des fragmens me parut assez gros pour ne pas sortir par l'urètre ; il fut saisi , et ensuite écrasé par la seule pression des branches de la pince, qui en contenait plusieurs morceaux lorsqu'elle fut retirée. Le malade expulsa, avec le liquide injecté, beaucoup de détritus et plusieurs petits fragmens. Cette opération ne dura que sept minutes. Immédiatement après, M. Fichon se rendit à pied chez lui. J'avais prescrit un bain tiède, deux potages, le repos, et du petit lait pour boisson.

Dans la soirée, M. Fichon expulsa encore en urinant beaucoup de poussière et deux gros fragmens, les seuls restés dans la vessie; il eut ensuite un accès de fièvre produit par l'opération, par une longue course entreprise immédiatement après, et surtout par une demi-bouteille de vin blanc qu'il avait prise en sortant de chez moi. Le lendemain, ce léger accident avait disparu, et M. Fichon put sans danger se livrer à ses occupations ordinaires.

Quatre jours après (le 10 février), le malade vint chez moi; il fut sondé en présence de la plupart des personnes qui avaient assisté à l'opération, et elles se convainquirent que la guérison était complète.

M. N., de Lyon, âgé de trente-trois ans, d'une bonne constitution, éprouvait depuis quelques mois un léger trouble dans les fonctions des organes urinaires; ces symptômes augmentèrent, et l'on soupçonna l'existence d'un corps étranger dans la vessie : le malade vint à Paris.

Déjà, à l'âge de cinq ans, il avait subi l'opération de la taille; une pierre du volume et de la forme d'une amande avait été extraite; elle était composée, au centre, d'oxalate de chaux, et à la circonférence, d'une couche épaisse de phosphate ammoniaco-magnésien. Long-temps après cette opération, M. N. éprouvait une grande faiblesse; sa santé était chancelante. Les nouveaux symptômes qui se sont manifestés en dernier lieu avaient été considérés d'abord comme étant les suites de l'ancienne maladie. Le 15 avril 1826, il éprouva une augmentation subite dans ses souffrances; il se trouva même dans l'impossibilité d'uriner. Je fus appelé.

Un petit calcul s'était engagé dans l'urètre; j'en fis l'extraction au moyen d'une pince à deux branches droites. Cette opération fut facile, et ne dura que quelques secondes. Cependant l'état de souffrance dans lequel s'était trouvé le malade pendant plusieurs heures à cause de l'impossibilité d'uriner, me fit ajourner l'exploration de la vessie. Tous les accidens cessèrent après l'extraction du calcul qui avait été poussé jusqu'au milieu de la portion spongieuse de l'urètre. Le surlendemain (17), M. N. fut sondé, et je m'assurai qu'il existait dans la vessie un petit calcul; l'urètre était dans l'état naturel, mais d'une grande irritabilité; je cherchai à la diminuer en introduisant dans le canal des sondes

flexibles, les numéros 9 et 10; on les laissait séjourner dix minutes : cette introduction fut répétée trois fois. Le quatrième jour (le 19), je
procédai à l'opération. Un instrument de deux
lignes fut introduit avec la plus grande facilité,
et le calcul, du volume d'une noisette, saisi et
écrasé sans qu'on eût recours au broiement. Cette
opération dura cinq minutes : plusieurs petits
fragmens furent retirés avec la pince.

Le malade n'éprouva aucun dérangemen ;
il rendit plusieurs morceaux d'un calcul demi-
transparent et d'une couleur verdâtre, qui offrait beaucoup d'analogie avec ceux que l'on
trouve quelquefois dans le tissu même de la
prostate. Celui que j'avais extrait de l'urètre,
plusieurs jours auparavant, avait les mêmes caractères; on s'est assuré par l'analyse qu'ils étaient
formés d'acide urique, de phosphate et d'oxalate
de chaux, de phosphate ammoniaco-magnésien,
et de beaucoup de mucus.

Le 27, je fis l'exploration de la vessie, et j'acquis la certitude que la guérison était complète.
Le malade se trouvait dans un état de santé parfaite. M. N. fit immédiatement après de très-
longues courses dans Paris et à la campagne ;
elles produisirent une grande fatigue.

Le 5 mai, il éprouva dans la région hypogastrique une douleur vive, à laquelle on fit d'au-

tant moins d'attention qu'il l'avait déjà ressentie à différentes reprises; mais cette douleur s'accroissait; les cordons testiculaires, celui du côté gauche principalement, avaient augmenté de volume; il y avait beaucoup de sensibilité. Cet accident fut combattu d'abord par les sangsues, les émolliens, la diète et le repos, et ensuite par les résolutifs et les dérivatifs. Un traitement d'un mois a suffi pour rétablir complètement le malade.

M. Gentil, de Paris, âgé de trente-deux ans, éprouvait depuis quatre ans un malaise général, des faiblesses, des cardialgies, et de légères douleurs à l'extrémité de la verge. Il entra à l'hospice de Caen, où l'on ne fit pas attention à ce dernier symptôme. Quelque temps après, le malade vint à Paris, éprouvant toujours quelques douleurs et une sensation de pesanteur vers l'anus. De retour à Caen, il s'y fit sonder par le docteur Dominel; ce praticien rencontra quelques difficultés pour introduire l'algalie. M. Gentil revint à Paris et s'adressa, vers la fin de novembre 1823, à M. Dupuytren, qui reconnut le calcul, et prescrivit le carbonate de soude uni à la gomme arabique. Le malade en prit pendant huit jours, au bout desquels il consulta M. Boyer. La présence de la pierre constatée, M. Boyer proposa l'opération de la taille.

Peu de jours après, M. Gentil chercha, dans les talens de M. le baron Larrey, d'autres conseils salutaires. Ce praticien reconnut aussi le calcul, mais il proposa de remettre l'opération au printemps. Le malade ne s'en tint pas là. L'idée seule de la taille lui était insupportable; cependant la violence des douleurs ne lui permettait pas de conserver plus long-temps la pierre : il consulta le docteur Moulin, qui lui fit porter des sondes flexibles pendant quinze jours, et me l'adressa le 9 janvier 1824.

Je jugeai que la lithotritie était applicable ; l'opération fut commencée chez moi, quatre jours après, en présence de la commission nommée par l'Institut, et de MM. Larrey, Sue, Giraudy, Moulin. Pouget, Nauche, etc. La présence du calcul, constatée par tous les assistans, une injection d'eau tiède fut faite dans la vessie, au moyen de l'algalie qui avait servi pour le cathétérisme. Après avoir retiré la sonde, j'introduisis un instrument de trois lignes ; je saisis la pierre, dont la partie embrassée par la pince avait onze lignes de diamètre, et procédai aussitôt à sa destruction. Le résultat fut d'abord prompt : je soupçonnai que le calcul était friable. Au bout de quelques minutes, la résistance que le lithotriteur éprouva me fit penser que l'intérieur de la pierre était plus dur que sa surface.

Pendant cette séance, qui dura vingt minutes, je fixai et attaquai le calcul en trois sens différens. Je fis ensuite une seconde injection au moyen de la canule extérieure du lithotriteur; le liquide, en sortant, entraîna une assez grande quantité de détritus et quelques petits fragmens. M. Percy s'écria, en voyant ce résultat : *Messieurs, voilà du positif!...* Le malade avait très-peu souffert; vers la fin il s'était plaint d'un peu de malaise, provenant plutôt de la lassitude que de la douleur. Une demi-heure après il fut en état de monter en voiture pour retourner chez lui. Le lendemain, il avait eu un léger accès de fièvre, qui s'était terminé par une sueur modérée; la langue était encore un peu chargée; le malade n'éprouvait rien du côté des voies urinaires; il avait rendu une assez grande quantité de détritus en urinant. Les jours suivans son état n'offrait rien de particulier.

Six jours après, je continuai l'opération en présence des mêmes praticiens et de MM. Magendie, Serres, Aumont, et j'eus la satisfaction d'obtenir les résultats heureux de la première séance; quelques fragmens volumineux furent détachés; j'en fis l'extraction avec une pince; ils avaient été saisis avec beaucoup de facilité. Cette séance dura environ trente-cinq minutes : le malade souffrit très-peu; il rendit du détritus et quelques frag-

mens d'un petit volume. Le lendemain de l'opération et les jours suivans, son état n'avait pas
changé : les bains de siége, les lavemens et les
boissons émollientes furent continués pendant
dix jours. Alors une dernière séance eut lieu ;
elle ne dura que vingt minutes. De nouveaux
fragmens furent détachés, et, à l'aide d'une
injection, une assez grande quantité de détritus fut expulsée. Le malade avait encore moins
souffert dans cette séance que dans les précédentes, parce qu'elle avait été moins longue ;
un quart d'heure après il put monter en voiture.
Il ne restait dans la vessie qu'un fragment trop
volumineux pour sortir avec l'urine ; il fut écrasé
au moyen du brise-pierre et expulsé peu de
jours après ; un des morceaux, très-gros et très-
inégal, pesait dix grains, et avait quatre lignes
de diamètre, six lignes et demie de longueur, et
onze lignes et demie de circonférence. Dès ce
moment, M. Gentil éprouva un grand soulagement ; il sentit chaque jour ses forces revenir.
J'ai fait depuis plusieurs explorations, et me
suis assuré que la guérison était complète. Le
traitement n'avait pas duré un mois ; le malade ne fut pas même obligé de garder le lit ; il
ne s'était déclaré que trois accès de fièvre cau-
sés par la longueur de chaque opération et par
les recherches que je faisais alors pour extraire
les fragmens et même le détritus le plus fin.

M. Larrey a sondé ce malade, deux ans et demi après l'opération, et a reconnu qu'il n'y avait rien dans la vessie.

M. Maud'huyt, lieutenant de vaisseau, me fut adressé de Brest par le docteur Delaporte. Depuis six ans, ce malade éprouvait la plupart des symptômes qui indiquent l'existence d'un calcul vésical ; cependant le cathétérisme ne donnait aucun résultat : on attribua les douleurs à une autre cause. En 1818, à la suite d'un travail prolongé de cabinet, M. Maud'huyt éprouva des douleurs fixes dans les régions lombaire et hypogastrique et au bout de la verge ; les difficultés d'uriner étaient accompagnées de mouvemens fébriles, qui se dissipèrent par le repos, la diète et l'usage de quelques boissons rafraîchissantes. L'année suivante, au mois de septembre, des symptômes semblables se reproduisirent, mais avec plus de violence ; ils furent combattus de la même manière. Dans les mois de mai et de juillet reparurent les anciens accidens avec une intensité toujours croissante. On fut obligé de recourir à un traitement beaucoup plus actif : les urines, rendues avec plus de douleur, devinrent même sanguinolentes. Rien n'ayant été découvert dans la vessie à l'aide de la sonde, on prescrivit le sirop anti-herpétique de Bordes pour combattre un vice dartreux dont on supposait l'existence. En même temps, des vésicatoires et des moxas furent appliqués tantôt sur le sacrum, tantôt sur le périnée; M. Maud'huyt parut en obtenir du soulagement, ainsi que d'un cautère que l'on établit huit mois après à la jambe gauche. Il n'en fut pas de même des bains de apeur de soufre, qui augmentèrent subitement les douleurs. La maladie ayant résisté à toute espèce de traitement, les médecins consultans jugèrent qu'ils devaient l'abandonner pendant quelque temps. M. Maud'huyt continua de souffrir jusqu'au mois de mars 1822, époque où il fut sondé par le docteur Popinel, qui ne trouvant pas de pierre, prescrivit le purgatif de Leroy, dont les effets furent tellement avantageux que le malade se crut guéri. Il partit alors pour une expédition aux Antilles; mais pendant la traversée, il éprouva souvent des douleurs très-vives et des hématuries qui se calmèrent sous l'influence des chaleurs humides auxquelles il se trouvait exposé dans le golfe du Mexique.

De rètour en France en avril 1823, le mala de ressentit de nouvelles douleurs. On prescrivit l'usage abondant des fruits, celui des tisanes rafraîchissantes et quelques eaux thermales. Ces moyens ne procurèrent qu'un soulagement momentané. Enfin, au mois de janvier 1824, M. Maud'huyt, fatigué de tous ces moyens infructueux, s'adressa à M. Delaporte, qui reconnut l'existence de la pierre. Il se proposait d'en faire l'extraction au printemps. Mais le malade ayant eu connaissance de ma méthode et l'idée de pratiquer la taille ayant été abandonnée, il vint à Paris.

Je reconnus que la vessie était saine et qu'elle contenait deux calculs peu volumineux, susceptibles d'être broyés. Après un traitement préparatoire de huit jours, je procédai à l'opération.

Le 21 juin 1824, un calcul du volume d'une amande fut saisi et broyé; plusieurs petits fragmens furent retirés avec la pince.

Le malade n'éprouva aucun dérangement dans sa santé; trois jours après, je fis une nouvelle séance, à laquelle assistèrent plusieurs praticiens : MM. Lagneau, Fabré-Palaprat, Moncourrier, etc. En introduisant l'algalie dans l'urètre pour faire l'injection, je rencontrai un petit fragment de calcul; il fut retiré au moyen d'une pince. L'injection faite, j'introduisis l'instrument et saisis une pierre qui avait neuf lignes dans son plus grand diamètre; elle fut broyée et extraite dans l'espace de dix minutes.

Le 26 je fis une exploration de la vessie au moyen d'une pince à branches courbes, et retirai le dernier fragment, dont le diamètre avait

quatre lignes et demie ; ce calcul était composé
d'oxalate de chaux. M. Maud'huyt, parfaitement
guéri, n'a pas cessé depuis de jouir de la meilleure santé.

Ces observations prouvent que par la lithotritie on peut obtenir une guérison aussi prompte
que facile , lorsque l'on se fait opérer dès l'o-
rigine de la maladie.

M. Fichon souffrait depuis six mois ; il fut
guéri après une opération qui ne dura que sept
minutes , et le lendemain il put reprendre ses
occupations.

La maladie de M. N. était moins ancienne ;
la guérison eût été plus prompte sans des circonstances étrangères à l'opération.

Quoique la madalie de M. Maud'huyt existât
depuis long-temps, il n'avait que deux petits calculs , dont un mural : aussi le malade a-t-il été
guéri en deux séances de dix minutes chacune,
et faites dans l'espace de quatre jours.

M. Gentil portait un calcul mural plus volumineux. : la guérison n'eut lieu qu'après trois
séances très-longues. C'était la première opération dans laquelle j'eus recours au broiement ; pour la première fois , j'opérais devant
des témoins nombreux et éclairés. L'incertitude qui accompagne ordinairement un premier essai contribua à prolonger le traitement ;

je ne connaissais pas encore la durée que l'on peut donner à chaque opération : aussi le malade eut chaque fois un accès de fièvre. J'avais jugé nécessaire l'extraction des fragmens et même du détritus ; c'est ce qui rendit les séances plus longues. Malgré cette réunion de circonstances, le malade fut guéri après un mois de traitement.

Dans les trois premiers cas, il ne fut pas nécessaire de changer, de retourner la pierre ; le lithotriteur, par son mouvement de rotation, la détruisit presque entièrement. Dans le premier et le troisième cas, il restait des fragmens trop volumineux pour sortir avec l'urine : l'un fut saisi et broyé immédiatement ; l'autre fut extrait peu de jours après.

Chez le dernier malade, la pierre étant plus volumineuse, il devint nécessaire de la retourner plusieurs fois ; l'opération fut ainsi plus longue et plus difficile.

On verra par les observations suivantes que lorsque la pierre est plus grosse, ou lorsqu'il y en a plusieurs, l'opération n'en est ni moins simple ni moins heureuse, s'il n'existe pas d'altération organique ; seulement le traitement est plus long.

M. Perot, de Paris, âgé de trente ans, éprouvait depuis dix-huit mois les symptômes de la

pierre. La cause de la maladie ayant été reconnue, on attendait que la saison fût favorable
pour pratiquer la cystotomie.

Le malade me consulta au mois de janvier
1824. Je m'assurai de la présence de la pierre,
ainsi que de son volume et de l'état de la vessie.
La lithotritie me parut être applicable. Je conseillai à M. Perot d'introduire tous les soirs dans
l'urètre des sondes flexibles, qu'il devait retirer
aussitôt que les douleurs deviendraient aiguës ;
je prescrivis en même temps les bains tièdes,
les lavemens émolliens, les boissons rafraîchissantes.

Des occupations que M. Perot ne pouvait suspendre rendirent le traitement beaucoup plus
long qu'il ne l'est ordinairement.

Le 2 mars, l'opération fut commencée chez
moi, en présence de MM. Chaussier et Percy,
commissaires de l'académie des sciences, et d'un
grand nombre de praticiens distingués, qui s'as-
surèrent de la présence de la pierre. Un instrument de deux lignes trois quarts fut introduit
avec facilité ; la pierre fut promptement saisie et
broyée durant cinq minutes. Ensuite, il me fut
impossible de la retourner et de la saisir dans
un autre sens. Le malade rendit cependant
une assez grande quantité de détritus ayant pour
base l'acide urique. Aucun accident ne se ma-

nifesta après cette tentative; le lendemain, M. Perot était dans le même état que les jours précédens.

Une nouvelle séance eut lieu trois jours après. L'introduction de l'instrument fut facile ; mais il me fut impossible de saisir le calcul malgré toutes mes tentatives qui furent prolongées pendant plus de dix minutes. La première fois la pierre avait été saisie par son plus petit diamètre. Je m'assurai qu'elle était aplatie et oblongue : les crochets de la pince, dans ce cas, doivent être plus longs. Je fis faire un instrument plus approprié ; il avait trois lignes de diamètre.

Le 10 (cinq jours après), je fis une nouvelle tentative. Une moucheture fut pratiquée au méat urinaire, où se trouvait une bride qui rendait difficile l'introduction du nouvel instrument. Dans l'espace de dix minutes la pierre fut saisie et attaquée en plusieurs sens. Cette séance donna lieu à la sortie d'une grande quantité de poussière et de petits fragmens.

Le 13 et le 16, l'opération fut continuée; elle eut le résultat le plus satisfaisant ; la guérison parut même complète.

Quelques imprudences du malade, notamment des courses trop longues à pied, causèrent un engorgement du testicule gauche : il résista pendant trois semaines à l'emploi des antiphlo-

gistiques les plus puissans ; enfin il se dissipa.
Je fis de nouvelles recherches : il y avait encore
un fragment assez volumineux ; il fut broyé dans
l'espace de sept minutes.

Dès ce moment la guérison de M. Perot ne
fut plus douteuse. Tous les symptômes morbides
se dissipèrent promptement : le malade reprit
en peu de jours ses forces et ses occupations.
Depuis cette époque, il n'a rien éprouvé.

M. Desprez ( des Côtes-du-Nord ), âgé de quarante ans, avait la pierre depuis trois ans. Le
docteur Delaporte s'était assuré de l'existence
du calcul ; il conseilla au malade de venir à Paris
pour me consulter. Je reconnus qu'il y avait plusieurs petits calculs ; que la vessie était dans un
état à peu près sain, ce qui, joint à l'état général de la santé du malade, me fit juger que c'é-
tait un cas favorable pour ma méthode.

Après la préparation nécessaire, je procédai, le 31 décembre 1824, à une première tentative, dans laquelle je ne pus saisir la pierre. Il
n'en résulta que peu de douleur et aucun accident.

Le 6, je fis un second essai, où je fus plus heureux : une des pierres fut saisie et entièrement
broyée ; les fragmens furent extraits avec facilité.

Les 10, 14, 17, 22 et 28, je parvins à terminer l'opération. Pendant ce temps, M. Desprez n'éprouva rien de particulier; peu de jours après il repartit pour son pays, entièrement guéri.

MM. Demours, Vigaroux, Laurent, avaient été témoins de cette cure.

L'opération de M. Perot présenta quelques particularités. Au méat urinaire, il existait une bride qui avait permis l'introduction d'un instrument de deux lignes trois quarts, et s'était opposé à ce elle d'un instrument de trois lignes.

La pierre aplatie, oblongue, avait été saisie d'abord dans le sens le plus favorable; je parvins facilement à la fixer. A la seconde tentative, elle échappa constamment : je sentis la nécessité de donner plus de longueur à la partie recourbée de la pince. Cette disposition eut le succès que j'en attendais.

Le traitement fut interrompu par un engorgement du testicule, qui se déclara à la suite d'un exercice violent. Un accident semblable, dû à la même cause, avait eu lieu après l'opération chez M. N. Le même fait a été observé sur plusieurs autres malades, tantôt après le cathétérisme, tantôt pendant le traitement préparatoire, quelquefois après l'opération, et dans quelques cas, après la première séance.

Toute espèce d'irritation produite dans l'urètre dispose singulièrement aux engorgemens des testicules; cependant ils ne se déclarent, dans le plus grand nombre des cas, que sous l'influence d'une action immédiate, telle qu'une contusion ou même un simple frottement occasioné par l'exercice à pied.

Toutes les fois que l'on a quelques raisons de redouter cette affection, il suffit en général, pour la prévenir, que le malade évite les mouvemens brusques, et qu'il porte habituellement un suspensoir.

Lorsque cet accident se déclare, on doit interrompre le traitement opératoire, et employer successivement les saignées locales, les cataplasmes émolliens, auxquels on ajoute, suivant l'indication, ou une préparation opiacée ou de l'extrait de saturne. Lorsque la période inflammatoire est terminée, on emploie les résolutifs, les cataplasmes avec du sel ammoniac, les fumigations avec l'oxycrat, les frictions mercurielles, enfin l'hydriodate de potasse.

Il est bon de tenir le ventre libre, l'administration souvent répétée de légers minoratifs produit des effets très-avantageux. Il est inutile d'attendre que la résolution soit complète pour recommencer l'opération; il suffit que les douleurs soient apaisées. Je n'ai jamais observé, dans ces cas, le renouvellement ni la prolongation de la maladie du testicule. Lorsque l'opération est terminée, l'engorgement se dissipe avec beaucoup plus de rapidité.

Dans l'observation de M. Desprez, je n'ai pu, à la première séance, saisir le calcul, et cependant il y en avait plusieurs. Le malade était irritable et se raidissait ; il faisait des mouvemens qui augmentaient les difficultés de l'opération. Dans les séances subséquentes, ces difficultés ne se présentèrent plus ; plusieurs calculs furent successivement saisis, broyés et extraits. Dans l'espace d'un mois, le malade fut entièrement guéri.

M. le docteur Brousseaud, ancien chirurgien-major, membre de la légion d'honneur, avait plusieurs pierres ; la prostate était engorgée et la vessie très-irritable, ce qui rendit l'opération plus douloureuse et le traitement un peu plus long. J'ai cru devoir rapporter cette observation telle que le docteur Brousseaud l'a présentée lui-même à l'Académie royale de Médecine, au mois d'octobre 1825.

« Dans le mois de septembre 1824, j'éprouvai des dérangemens dans les voies urinaires, tels que douleur dans l'excrétion des urines, pesanteur de vessie, démangeaison incommode au périnée et dans l'urètre, qui se propageait jusqu'à l'extrémité de la verge ; ils étaient légers, et je les attribuais à la fatigue ; quelques bains et un régime délayant les calmèrent jusqu'au mois de janvier 1825, époque où ils reparurent avec plus d'intensité, et furent accompagnés de dysurie douloureuse; alors, dès que je marchais sur un plan incliné ou raboteux, et allais en voiture, la vessie s'irritait, et l'urine que j'évacuais était légèrement teinte de sang. Les moyens susprescrits furent employés pendant ledit mois, sans aucun soulagement; et dans la nuit du 4 au 5 février, je rendis un calcul de forme orbiculaire, ayant trois lignes de diamètre, du poids de neuf grains, lisse au centre d'une de ses faces, signe non équivoque qu'il n'était pas seul : il fut analysé, et n'offrit que de l'acide urique aggloméré par du mucilage animal. Après cette évacuation, je restai quinze à vingt jours dans un état de calme assez parfait; vers la fin de ce mois, les douleurs de vessie avec dysurie et tous les accidens qui signalent la présence d'un corps étranger dans cet organe, se renouvelèrent avec violence; le régime rafraîchissant, les bains généraux et de siége, de même que les hémorrhagies locales, furent multipliés pendant les mois de mars et d'avril, sans changement notable dans ma situation.

» Dans les premiers jours de mai, ne trouvant aucune amélioration dans mon état, je me déterminai à voir le docteur Civiale, près duquel je trouvai l'obligeance d'un confrère : il me

7

proposa de s'assurer, en explorant la vessie, de la cause de ces dérangemens, et de m'en délivrer par sa méthode, s'ils étaient occasionés par la présence de calculs.

» Lui ayant alors manifesté le désir de voir appliquer son procédé avant de m'y soumettre, il eut la complaisance de m'en fournir l'occasion à son domicile, quelques jours après ma visite, et sur deux sujets d'âge différent : le premier, âgé de dix-neuf ans, fut opéré huit fois, et débarrassé dans un intervalle de temps très-court, d'un volumineux calcul d'oxalate de chaux ; le deuxième, plus que sexagénaire, était, depuis plusieurs années, tourmenté par la présence de calculs dans la vessie ; ils étaient friables. Quatre séances suffirent pour le délivrer de cette incommodité.

» Après m'être convaincu de l'efficacité de la *méthode Civiale*, et en avoir calculé les chances, je n'hésitai plus à prier mon confrère d'en faire l'application sur moi : le 15 juin, je fus sondé ; plusieurs calculs libres dans la vessie furent reconnus ; de cette époque au premier juillet, on s'appliqua à diminuer la sensibilité de l'urètre, et à la dilater. A cet effet, des sondes de gomme élastique furent chaque jour, pendant vingt minutes, gardées dans ce canal, et graduellement augmentées de volume. Le 2, le lithotriteur fut, pour la première fois, passé dans la vessie ; la prostate un peu engorgée en gêna légèrement l'introduction ; le calcul, instantanément saisi, fut mesuré au lithomètre, et jugé présenter sept lignes de diamètre : ce jour-là seulement on eut recours à l'archet, et en moins de huit minutes la pierre fut brisée en fragmens dont je rendis, le jour et le lendemain de l'opération, le poids de trente-six grains ( ce détritus calculeux examiné s'est trouvé formé des mêmes substances que le calcul rendu dans la nuit du 4 au 5 février). Pendant les deux jours qui suivirent cette première tentative, mes urines, plus abondantes, furent évacuées avec douleur, et fortement mélangées de sang : le repos, le régime, les bains et demi-bains et les cataplasmes de farine de lin, maintenus sur l'hypogastre et le périnée, calmèrent l'irritation des voies urinaires.

» Le 7 du mois susdit, l'instrument, de nouveau introduit dans le viscère, son passage fut moins pénible ; dix minutes furent employées pour saisir et broyer plusieurs fragmens calculeux ; ce jour et le suivant, j'en rendis vingt-six grains, pondérés fraîchement, sortis comme la première fois ; les urines, quoique mélangées de sang, furent évacuées moins douloureusement.

Le 12, la troisième eut lieu ; la présence du lithotriteur dans la vessie fut fatigante, et le besoin d'uriner qu'elle provoque ordinairement, plus importun. J'attribuai cet inconvénient aux recherches qu'exigea la multiplicité des éclats calculeux, avant d'être pris dans les pinces, ce qui cependant fut exécuté avec la plus grande habileté, puisque douze minutes suffirent pour cette opération, et je rendis vingt-trois grains de détritus pierreux, dans les quarante-huit heures qui la suivirent. Quelques douleurs de reins s'étant manifestées, et mes urines étant rendues avec douleur et plus sanguinolentes que dans les précédentes tentatives, la quatrième fut renvoyée au 19.

» Malgré la chaleur excessive de ce jour (le thermomètre de Réaumur marquait chez moi vingt-six degrés), l'instrument fut appliqué; il produisit un peu d'irritation; neuf minutes furent employées pour charger et réduire en sédiment bourbeux les fragmens calculeux qu'on put saisir, et j'en rendis vingt-quatre grains : mes urines furent moins colorées, et, dès le 21, l'accident léger susmentionné n'ayant eu aucune suite, je commençai à éprouver moins de difficulté pour uriner, quoique ressentant encore, vers le col de la vessie, la gêne qu'y provoque la présence d'un corps étranger d'un petit volume.

» La cinquième séance, ayant été également remise à huitaine, eut lieu le 27; la chaleur était moins intense; les douleurs produites par le passage du lithotriteur furent presque nulles ; quelques fragmens, pour être reconnus, saisis et broyés, n'exigèrent que six minutes de travail, et je ne rendis cette fois que quatorze grains de détritus calculeux ; mes urines furent seulement teintes de sang ; la marche devint alors plus facile et moins incommode.

» Enfin, le 3 août, la sixième et dernière opération fut faite, toujours avec la même dextérité ; cinq minutes suffirent pour réduire en poussière ce qui restait de pierre dans la vessie ; et j'en rendis encore dix grains le jour de l'introduction de l'instrument, qui ne fut accompagnée d'aucun accident remarquable.

» Depuis ce temps je n'ai ressenti, dans la vessie, que la fatigue qu'y occasione la présence du lithotriteur, et mes urines, qui ont été plus ou moins sanguinolentes, troubles et jumenteuses, suivant que j'étais plus ou moins éloigné du jour de l'opération, ont progressivement repris leur couleur et leur abondance naturelles, dans un espace de temps très-court ; car quinze jours de repos ont suffi pour calmer entièrement la légère fatigue de l'organe malade, qu'alors on a exploré, avec tout le soin possible, sans y reconnaître aucun vestige de corps étranger : il m'a donc été facile dès ce moment de reprendre mes occupations habituelles en voiture ou pédestrement, sans qu'aucun nouveau dérangement se soit manifesté, de même qu'il m'a été permis de cesser graduellement le régime sévère qu'avaient nécessité les six séances opératoires employées à broyer cent trente-trois grains d'acide urique aggloméré en calculs, séances auxquelles m'ont fait l'amitié d'assister MM. Lacroix père, D. M., Debaltz, D. M., Barbette aîné, D. M., Barbette jeune, Wessely, D. M., Humphreys, D. M., Delatre, D. M., et Robinet, pharmacien.

» Aujourd'hui, 27 octobre, quatre-vingt-quatrième jour de ma délivrance, la débilité qui suit ordinairement une opération longue et un régime prolongé, est entièrement dissipée, et mes forces physiques, quoiqu'âgé de quarante-sept ans, sont parfaitement rétablies. Il m'est donc permis de conclure de ce qui précède, que la méthode Civiale est une découverte d'autant plus précieuse pour l'humanité,

» 1° Qu'elle ne m'a paru avoir rien d'effrayant dans son application ;

» 2° Que deux jours après chaque opération, les malades peuvent sortir, en ayant soin d'éviter la fatigue et l'humidité, ainsi qu'il m'a été possible de le faire après chaque séance, sans aucun inconvénient ;

» Et enfin, qu'il me paraît prouvé que les calculeux qui n'attendront pas que la pierre, devenue volumineuse, ait eu le temps d'altérer la vessie et de détériorer leur constitution, trouveront dans ce procédé opératoire un moyen facile et sûr d'être délivrés d'une affection maladive qui alarme sans relâche, et ne devient si souvent funeste que par les vains tâtonnemens auxquels se livrent les personnes qui en sont atteintes, qui ordinairement n'ont recours à l'art qu'après avoir long-temps supporté des douleurs affreuses, sans cesse aggravées par la frayeur et l'inquiétude. »

En 1826, j'ai opéré le docteur Oudet. Voici les détails de son opération, tels qu'il me les a communiqués le 10 novembre 1826.

« J. B. Oudet, chevalier de l'ordre royal de la Légion-d'Honneur, chirurgien herniaire de l'hôtel royal des Invalides, âgé de soixante-six ans, d'une forte constitution, éprouvait, depuis près de dix-huit mois, du côté des voies urinaires, des symptômes qui accompagnent ordinairement la formation et le développement des calculs vésicaux. Dans les derniers temps, ces symptômes avaient acquis un tel degré d'intensité que M. Oudet ne pouvait supporter les secousses de la voiture, ni l'exercice de la marche, sans ressentir de vives douleurs dans le col de la vessie, accompagnées d'urines sanguinolentes et même quelquefois de sang pur. C'est dans cet état que, le 28 juillet 1826, il consulta le docteur Civiale, qui, après s'être assuré de l'existence, de la nature et de la forme du calcul, jugea qu'il pouvait être détruit par le procédé qu'il a imaginé.

» Une première séance eut lieu le 1ᵉʳ août. La pierre, dont le volume semblait être celui d'une grosse amande, fut saisie et broyée ; l'opération fut très-peu douloureuse, et le malade n'en fut nullement fatigué ; il rendit, le même jour et les jours suivans, avec les urines, une assez grande quantité de détritus qui fut recueilli. M. Oudet se trouvait très-bien ; cependant le 5 il éprouva de la fièvre, une grande difficulté d'uriner produite par des caillots de sang qui bouchaient l'urètre près de la portion prostatique de ce canal. M. le docteur Hervez de Chegoin, qui suivit le malade conjointement avec M. Civiale, pratiqua de suite une saignée au bras ; des sangsues furent mises à l'hypogastre, et immédiatement après on appliqua des cataplasmes émolliens ; des bains entiers et locaux furent également prescrits. Par ce traitement, les accidens se calmèrent, et le 8, ils avaient entièrement cessé.

» Le 11, M. Civiale pratiqua de nouveau le broiement du calcul ; celui-ci fut cette fois entamé suivant toute sa longueur dans l'étendue de onze lignes. Un assez grand nombre de fragmens plus ou moins gros s'échappèrent avec les urines.

« Enfin, le 16 août eut lieu la troisième et dernière séance, dans laquelle M. Civiale écrasa plusieurs fragmens qui étaient restés dans la vessie. Les recherches qu'exigèrent nécessairement ces explorations rendirent cette séance plus pénible que les deux autres ; cependant M. Oudet n'en parut pas d'abord fatigué. Je n'ai pas besoin de dire qu'après chaque séance le malade fut mis dans le bain, les bourses enveloppées d'un cataplasme émollient ; qu'une diète sévère fut prescrite, ainsi que l'usage des boissons rafraîchissantes et acidulées. La température était très-élevée. Les 16, 17 et 18 août, M. Oudet se trouvait bien, sauf un peu de difficulté à uriner. Le 19, il fut pris des mêmes accidens qui étaient survenus cinq jours après la première séance. Le même traitement fut suivi. et les accidens disparurent de même. Seulement le malade continua à éprouver de la gêne en urinant ; les urines venaient avec peine, et quelquefois même avec douleur ; mais ces symptômes diminuèrent d'intensité, les forces se rétablirent, et, le 6 septembre, M. Civiale s'assura qu'il n'existait plus rien dans la vessie.

» En somme, la douleur de l'opération a été jugée, par M. Oudet, très-facilement supportable. Quant aux accidens, peu graves d'ailleurs, qui l'ont suivie deux fois, il faut tenir compte de la température très-élevée qui régnait alors, d'une susceptibilité particulière de l'opéré, et surtout des fatigues auxquelles il ne cessa de se livrer pendant toute la durée de ce traitement : ce sont ces fatigues qui depuis ont déterminé le gonflement inflammatoire du testicule droit, et que le repos et les moyens indiqués en ce cas, ont suffi pour faire disparaître. »

Dans les observations suivantes la pierre était récente, friable, et avait pour noyau un corps étranger.

M. Belin, de Montigny, près Condé, s'était introduit la barbe d'un épi de blé dans l'urètre. Voyant que ce corps étranger ne sortait pas avec l'urine, il introduisit dans ce canal une paille creuse, espérant que la barbe de l'épi s'engagerait dans le chalumeau ; la paille lui échappa et pénétra dans la vessie. Inquiet sur le résultat de cette introduction, et tourmenté par des envies fréquentes et douloureuses d'uriner, M. Belin s'adressa à un chirurgien, qui plaça une sonde dans les yeux de laquelle une portion de la paille s'engagea et fut retirée de cette manière ; mais les douleurs produites par le séjour de la sonde étaient telles que le malade refusa de la supporter plus long-temps.

Il restait encore dans la vessie une portion de la paille et la barbe de l'épi, qui devinrent le noyau d'une pierre.

Les symptômes qui indiquent la présence d'un calcul dans la vessie, avaient, chez M. Belin, une grande intensité, même dès le début de sa maladie : besoins fréquens d'uriner, émissions pénibles d'une urine glaireuse, ammoniacale, douleur vive et permanente à l'anus, flatuosités, difficultés d'aller à la selle, trouble des fonctions digestives, accès irréguliers de fièvre; tel était l'état de ce malade lorsqu'il me fut adressé, au mois de décembre 1825, par le docteur Lhomme, chirurgien en chef de l'hospice de Château-Thierry.

L'introduction de la paille ne datait que de six mois : le malade, âgé de quarante-quatre ans, était bien constitué. Le cathétérisme me fit reconnaître une pierre assez volumineuse, mais friable, ce qui me fut indiqué par le son que produisait sur elle le choc du cathéter et par la date de la maladie. M. Belin me parut dans des conditions favorables pour l'application de la lithotritie.

Huit jours furent employés à la préparation.

Cinq séances, faites chacune à trois jours d'intervalle, ont suffi pour broyer la pierre, extraire ses fragmens, la barbe de l'épi et la portion de la paille ; le malade a peu souffert : il venait à pied se faire opérer chez moi, et s'en retournait de la même manière. MM. Edwards, Spruzhein, Moreau, Turner, Hervez de Chegoin, Emery, Espiaud, Guémard, Villermé, Eisenstein, etc. ont assisté à cette opération.

Pendant quinze jours qu'a duré le traitement, M. Belin n'a éprouvé aucune indisposition, aucun mouvement fébrile, et est reparti guéri peu de temps après.

M. Laurent, de Reims, âgé de quarante ans, s'était introduit un haricot blanc dans l'urètre, afin, disait-il, d'empêcher l'orifice de ce canal de s'obstruer, ce qu'il redoutait beaucoup ; mais le haricot ne resta pas long-temps à l'orifice : il pénétra dans le canal et de là dans la vessie, et forma le noyau d'un calcul de phosphate de chaux ; en moins de six mois ce calcul avait acquis le volume d'une petite noix.

La répugnance à avouer son accident, l'incertitude du résultat et les douleurs atroces qu'éprouvait M. Laurent, avaient produit le trouble des principales fonctions. A la fin, il consulta le docteur Simons, de Reims, qui reconnut la pierre, et m'adressa le malade. Il rendait alors des urines glaireuses, fétides, formant un dépôt blanchâtre, purulent ; les besoins d'uriner étaient fréquens et les émissions très-doulou-

reuses ; la vessie était continuellement contractée sur la pierre , ce qui expliquait·les douleurs
permanentes de M. Laurent.

Le peu d'ancienneté de la maladie me fit juger que la pierre ne serait pas très-dure, et que la
lithotritie pouvait être appliquée avec succès ,
malgré l'irritabilité extrême de la vessie , et la
phlegmasie dont elle était le siége.

Le malade s'était logé à Ménil-Montant ; il
m'était impossible, en raison de la distance, de le
voir tous les jours. Pour diminuer la sensibilité de l'urètre , des sondes flexibles furent
laissées à demeure dans ce canal. Elles produisirent d'abord beaucoup de douleurs , qui
diminuèrent ensuite sensiblement. Huit jours
de leur emploi suffirent pour rendre l'urètre apte
à recevoir les instrumens propres à broyer et à
extraire la pierre.

Le 4 février 1824, je fis la première tentative
en présence de M. Percy et de plusieurs autres
chirurgiens. Introduire l'instrument , saisir la
pierre fut l'affaire d'une minute ; mais il survint
une contraction de la vessie telle que le liquide
de l'injection fut expulsé entre la canule et les
parois de l'urètre. Je fus forcé de suspendre le
broiement qui était à peine commencé. Au
moyen du lithotriteur la pierre fut dégagée des
branches de la pince , l'instrument retiré et l'o-

pération ajournée ; car j'essayai en vain d'introduire dans la vessie une nouvelle injection ; elle était expulsée aussitôt.

Un bain tiède de deux heures, des boissons abondantes, des lavemens émolliens, la diète et le repos furent prescrits. Le lendemain, je visitai le malade, qui était dans l'état le plus satisfaisant ; il avait rendu en assez grande quantité une poudre blanchâtre avec quelques fragmens.

Le 7, je fis une nouvelle tentative ; elle eut à peu près le même résultat. La vessie se contractait avec moins de force ; cependant le liquide injecté coulait encore, tantôt goutte à goutte, tantôt par un petit jet, et au bout de cinq minutes, la vessie était appliquée sur la pince qui embrassait la pierre. Le malade commençant à souffrir, je suspendis l'opération ; mais pour retirer l'instrument, il fallut repousser la pierre, ce qui offrit quelques difficultés, malgré la disposition favorable du lithotriteur ; à la fin j'y parvins. Une grande partie de la pierre était broyée ; la pince en contenait plusieurs fragmens ; le malade en rendit beaucoup avec les premières urines. Le lendemain, il était encore dans l'état le plus satisfaisant.

Trois jours après, je fis appliquer quinze sangsues au périnée, à l'effet de diminuer les con-

tractions de la vessie ; des bains tièdes prolongés et des lavemens opiacés furent prescrits
en même temps , et produisirent le résultat que
j'en attendais.

Le 13 eut lieu la troisième et dernière séance.
Cette fois , la vessie ne se contractait pas avec
autant d'énergie. J'introduisis l'instrument toujours avec beaucoup de facilité ; un petit fragment de pierre fut saisi , écrasé et retiré. Au
moyen d'une pince à deux branches, je sentis
un corps mou qui ne donnait aucun son par
la percussion.

En cherchant à déterminer la nature de ce
corps , je m'arrêtai à l'idée qu'il pouvait être
formé par un caillot de sang ou par du mucus
qui se serait aggloméré avec la poudre de la
pierre. Je n'hésitai pas à le saisir et à en faire
l'extraction , toutefois en observant les précautions convenables. Quelle fut ma surprise de voir
un haricot en partie écrasé ? Il ne paraissait pas
avoir éprouvé une altération sensible; il était un
peu ramolli. J'en ai conservé quelques parcelles,
ainsi que le germe qui a trois lignes. Ce fut seulement après cette extraction , que M. Laurent
me fit les aveux dont j'ai parlé.

A dater de ce moment, le malade éprouva une
grande amélioration ; les inquiétudes relatives
au haricot s'étaient dissipées ; la vessie avait

perdu cette irritabilité morbide qui portait le malade à uriner à chaque minute et toujours avec douleur ; il avait recouvré l'appétit, le sommeil et les forces. Cependant il restait encore un fragment dans la vessie ; j'en fis l'extraction cinq jours après. J'éprouvai quelque difficulté à le faire passer par le méat urinaire ; il avait plus de cinq lignes de diamètre, et cette partie du canal un peu moins de quatre.

La promptitude avec laquelle ces deux pierres se sont développées est remarquable ; dans l'espace de six mois, elles avaient acquis le volume d'une noix. Elles étaient formées l'une et l'autre de phosphate de chaux, et avaient produit des altérations organiques assez marquées.

L'extraction des noyaux présentait des difficultés : dans le premier cas, j'en ignorais l'existence ; saisissant un corps mou, j'avais à craindre la présence d'un fongus. Il me suffit de faire avec l'instrument de légers mouvemens de rotation pour m'assurer que ce corps n'adhérait pas à la vessie.

Dans le dernier cas la nature du noyau présentait des difficultés d'un autre genre ; l'extraction en fut cependant facile.

Si je suis parvenu à saisir et à extraire des corps aussi petits et aussi légers, on sentira qu'il est plus facile encore, ainsi que l'expérience le prouve, de saisir et d'extraire tous les fragmens de la pierre.

C'est au moyen de la tête du lithotriteur que l'on s'assure si le corps à retirer est saisi, et que l'on peut déterminer son volume.

Les imprudences et les écarts de régime commis par les malades pendant le traitement, retardent la guérison, et peuvent compromettre le succès de l'opération.

M. Boutin, de Tours, âgé de trente-six ans, avait la pierre depuis plusieurs années : elle fut reconnue par des praticiens qui tous proposèrent la cystotomie. Le malade refusa constamment de s'y soumettre. Divers moyens employés pour apaiser les douleurs ayant été sans effet, M. Boutin vint à Paris.

Je m'assurai d'abord de la présence de la pierre ; elle me parut du volume d'une noix, et mamelonnée. L'urètre avait le diamètre ordinaire ; la prostate était légèrement gonflée, et la vessie très-irritable ; les urines rendues étaient glaireuses et légèrement ammoniacales. La santé paraissant bonne, je me décidai à faire l'application de la lithotritie.

Des sondes flexibles, numéros 9, 10 et 11, furent successivement introduites dans l'urètre pour en diminuer la sensibilité : le malade les gardait chaque jour dix minutes.

Le 13 mai, je fis une première tentative : la pierre fut saisie et attaquée par deux points ; elle était fort dure ; la perforation faisait entendre un son aigu. Le premier essai dura dix minutes. Le malade souffrit peu, et rendit avec l'urine une petite quantité de poudre très-divisée et rougeâtre.

M. Boutin eut pendant la nuit un accès de fièvre qui reparut les jours suivans et se compliqua d'accidens nerveux très-intenses. Dans une consultation entre MM. Nauche, Giraudy et moi, il fut reconnu que la fièvre était indépendante de l'irritation des voies urinaires. On administra le quinquina, et tous les accidens se calmèrent.

Ce ne fut cependant que le 19 juin que l'opération fut recommencée. MM. Brown, Lisfranc, Lullier-Winslow furent témoins de la facilité et de la promptitude avec lesquelles la pierre fut saisie et broyée. Une grande quantité de détritus fut expulsée à la suite de cette opération, qui ne produisit aucun dérangement dans la santé de M. Boutin. Quatre jours après, au moment d'une nouvelle séance, un accès de fièvre attribué à une indigestion, exigea l'application de quelques sangsues, la diète et plusieurs jours de repos.

Le 7 juillet, je fis une nouvelle séance, à laquelle assistèrent MM. Richerand, Marc, Le-

breton, Cloquet, Bally et autres praticiens.
L'opération fut facile; une grande quantité de
poudre et quelques fragmens calculeux furent
expulsés.

Le 12, eut lieu la quatrième et dernière séance
dans laquelle je saisis et écrasai les fragmens qui
restaient. M. Boutin rendit ce jour-là et le lendemain, un grand nombre de fragmens, dont
quelques-uns assez volumineux : par suite les
douleurs de la pierre diminuèrent d'une manière
sensible; le malade se crut guéri et s'écarta du régime que j'avais prescrit. Le huitième jour, à la
suite de courses prolongées à pied, il se déclara
un engorgement du testicule gauche, qui per-
sista pendant quinze jours. Les chaleurs excessives de la saison, réunies à l'insalubrité de
l'habitation du malade et à des imprudences qu'il
commit, occasionèrent une diarrhée, dont la
marche progressive inspira à la fin des inquiétudes. Je prescrivis le changement d'air, et dès
le même jour la diarrhée cessa. Un fragment, qui
restait encore dans la vessie, fut extrait ; il avait
cinq lignes de largeur et sept de longueur. L'o-
rifice extérieur de l'urètre s'opposait à son extraction : il fallait ou le débrider, ou diviser le
calcul ; le malade préféra le débridement pour
avoir le fragment entier.

Depuis cette époque, M. Boutin a joui d'une

santé parfaite. Je l'ai vu deux ans après ; il ne conservait de sa maladie que le souvenir.

M. Cornu, de Nevers, âgé de soixante-douze ans, d'une constitution débile, souffrait de la pierre depuis plusieurs années. Les douleurs devinrent si fortes qu'il fut obligé de cesser ses occupations ordinaires. Il se rendit à Paris pour me consulter. Je trouvai le malade dans un grand état de faiblesse, et presque dans le marasme ; ses urines, ammoniacales et chargées de mucosités abondantes, étaient rendues fréquemment et avec beaucoup de douleur ; la vessie contenait plusieurs pierres, qui paraissaient volumineuses ; les fonctions digestives s'exécutaient avec peine : il y avait un état fébrile continuel.

La réunion de circonstances aussi défavorables, me fit hésiter sur le parti que j'avais à prendre. Le malade redoutait la taille : ses instances réitérées m'engagèrent à faire quelques essais.

Le traitement préparatoire, qui dans ce cas exigeait une attention toute particulière, fut prescrit et fut suivi avec exactitude.

Le 6 juin 1824, je fis la première tentative. L'une des pierres, saisie avec difficulté, ne put être solidement fixée. La pince n'embrassait pas assez exactement la calcul, dont la portion saisie avait dix-huit lignes de diamètre :

néanmoins plusieurs fragmens en furent détachés; il n'y eut aucun accident consécutif.

Je recommençai l'opération le 11, et j'obtins le même résultat; le malade souffrit moins.

Les 16, 22 et 30, je fis de nouveaux essais, et les résultats furent plus satisfaisans. Les pierres étaient plus solidement retenues par la pince, et je commençai à croire que l'opération pourrait avoir une issue heureuse. Depuis le 6 jusqu'au 31 juillet, il y eut six séances, dans esquelles le broiement fut continué. Aucun accident ne se manifesta à la suite de ces tentatives multipliées. Le 6 août, l'opération fut reprise et continuée les 11, 18 et 22. La guérison du malade devenait de plus en plus probable. Quoique ces opérations fussent souvent répétées, il était en état de sortir à pied dans l'intervalle de chacune d'elles.

Pendant un exercice trop violent relativement à son état, il s'échauffa considérablement, et, rentré chez lui, il eut l'imprudence de prendre un verre d'orgeat à la glace. Les conséquences s'en firent sentir sur-le-champ : des vomissemens et tous les symptômes d'une gastrite aiguë se manifestèrent.

MM. Montaigu et Nauche furent appelés, et combattirent cette maladie par tous les moyens que l'art peut offrir; leurs efforts furent inutiles, et le malade succomba le 8 septembre. Je demandai l'autopsie; elle fut refusée. Le docteur Léveillé, médecin de la maison où logeait le malade, parvint cependant à la faire; elle eut lieu la nuit; mais il paraît qu'aucun procès-verbal ne fut dressé. J'appris indirectement que la vessie était dans cet état de phlogose qui accompagne toujours le séjour prolongé des calculs, et qu'elle contenait un petit fragment d'une pierre, et à peu près le tiers d'une autre, qui avait dix-huit lignes de diamètre. L'estomac présentait les traces d'une inflammation violente; quelques points indiquaient un commencement de gangrène; le canal intestinal offrait aussi des traces d'inflammation. J'ai déposé la vessie que l'on avait conservée, et qui me fut donnée plus tard, dans le cabinet d'anatomie de la Pitié.

Les accidens qui se sont manifestés pendant le traitement de M. Boutin étaient dus à des causes étrangères à l'opération. La fièvre se déclara d'abord à la suite d'une séance qui avait été facile et peu douloureuse; mais elle prit bientôt un caractère intermittent : l'administration du quinquina eut un plein succès.

L'engorgement du testicule était produit par un exercice forcé.

Enfin, la diarrhée avait évidemment pour cause l'insalubrité de l'habitation : il suffit d'y soustraire le malade pour y remédier. Malgré ces accidens , M. Boutin guérit ; il n'en fut pas de même de M. Cornu.

Chez ce dernier, la pierre était ancienne et volumineuse ; il était épuisé par les souffrances , et l'opération ne présentait que peu de chances de succès. Cependant plusieurs séances produisirent des résultats avantageux.

La santé de M. Cornu s'était améliorée ; il pouvait sortir dans l'intervalle des séances. Il succomba aux suites d'une imprudence, au moment même où l'on commençait à compter sur le succès de l'opération. Ces faits indiquent la nécessité du repos et d'un régime sévère , surtout lorsque le malade est épuisé par de longues souffrances.

La forme des pierres mérite une attention spéciale : celles d'une forme aplatie ou très-allongée, sont difficilement fixées entre les serres de la pince.

Le contre-amiral Desrotours, âgé de cinquante ans, éprouvait depuis dix-huit mois des symptômes qui indiquaient l'existence d'un calcul dans la vessie. Il était en activité de service; les douleurs devinrent tellement vives qu'il fut obligé de revenir en France. Il fut sondé par M. Dubois, qui reconnut la présence du corps étranger , et proposa l'opération de la taille : M. Desrotours s'adressa à moi. Un examen attentif me fit juger qu'il se trouvait dans des conditions convenables pour être traité d'après ma méthode.

Le 28 février, après une préparation de dix jours, je commençai à l'opérer. L'instrument fut introduit, et la pierre saisie avec facilité. Quelques difficultés accompagnèrent le commencement du broiement : elles provenaient de la forme allongée et aplatie de la pierre, qui était mal fixée par les branches de l'instrument. Ces difficultés ont subsisté dans les séances suivantes jusqu'à ce que les différentes perforations de la pierre eussent fourni des points d'appui aux crochets de la pince.

Les trois premières tentatives ne produisirent d'abord qu'un faible résultat, et causèrent un peu d'irritation.

L'opération marcha ensuite avec plus de rapidité et plus de succès. Dans les cinq tentatives qui suivirent celles dont je viens de parler, j'enlevai chaque fois au calcul une partie de sa substance. Le 29 mars, un mois après le commencement de l'opération, je fis la neuvième et dernière séance ; le broiement et l'extraction du calcul furent achevés. Le lendemain, le malade alla se promener en voiture ; sa santé n'a éprouvé depuis aucune altération.

Au bout d'un mois je fis une exploration : la

guérison complète fut constatée. Un an après j'ai vu M. le baron Desrotours; sa santé ne laissait rien à désirer. Il était alors sur le point de partir pour prendre le gouvernement de la Guadeloupe.

M. Martin, de Château-Thierry, âgé de quarante ans, avait éprouvé depuis peu de temps les premiers symptômes de la pierre : je m'assurai par le cathétérisme qu'elle était cependant du volume d'une grosse noix. La vessie se trouvait fortement contractée sur le corps étranger; le malade urinait souvent et avec douleur. Trois jours de préparation suffirent.

Le premier essai fut fait le 15 juillet 1826; j'éprouvai quelques difficultés pour saisir la pierre, et je ne pus la fixer, ce qui me parut tenir à sa forme aplatie. Trois jours après, un nouvel essai ne produisit aucun résultat.

Les 22, 24, 26 et 29, je fis de nouvelles tentatives, qui eurent un succès complet; la pierre ayant été détruite, les fragmens furent retirés : une exploration définitive a constaté que la guérison était entière. Le malade partit peu de jours après dans l'état le plus satisfaisant.

Dans les observations qui précèdent, on aura remarqué qu'il avait été difficile et presque impossible de saisir la pierre dans les premières séances. Lorsque les inégalités produites par l'action du lithotriteur ont offert aux crochets de la pince des points d'appui plus solides, l'opération a eu une marche facile.

Dans les deux dernières observations, aux difficultés résultant de la forme de la pierre, se joignaient celles que produisent les contractions spasmodiques de la vessie, qui chasse alors avec énergie le liquide de l'injection.

Les faits que je viens de rapporter m'ont confirmé dans l'opinion qu'il faut se servir en pareil cas d'une pince plus forte, et dont les crochets soient plus allongés. La forme aplatie de la pierre présente ordinairement des difficultés dans le commencement de l'opération : c'est dans des cas de ce genre que je me suis quelquefois servi avec avantage de ma pince à quatre branches.

Une pierre peut séjourner long-temps dans la vessie, et y prendre un développement considérable sans produire d'altération sensible. Toutes les fois qu'on parvient à la saisir et à la fixer, la lithotritie est applicable. L'expérience m'a prouvé que l'on peut sans inconvénient faire des applications multipliées ; il en est de même lorsqu'une vessie saine contient des calculs en plus ou moins grand nombre.

M. Remond, de Chartres, âgé de soixante ans, portait depuis plusieurs années une pierre dont l'existence avait été reconnue. Le malade refusa de se soumettre à l'opération de la taille. Je fus alors appelé. L'exploration de la vessie me fit juger que ma méthode était applicable, malgré le volume de la pierre.

Le 25 septembre 1824, je commençai l'opération ; la pierre fut saisie, fixée et attaquée en plusieurs sens, au moyen d'un instrument de trois lignes ; le résultat de ce premier essai fut aussi favorable qu'on pouvait l'espérer. Une grande quantité de détritus rougeâtre se trouva expulsée avec l'urine. Il survint un petit accès de fièvre. L'opération suivante eut lieu le 8 octobre; elle donna un résultat aussi avantageux que la première; mais aucun mouvement fébrile ne se manifesta.

Les 7, 12, 16, 20, 24 et 29, l'opération fut répétée; elle produisit le même résultat, et n'offrit aucune circonstance particulière.

Le 8 novembre, je fis une exploration définitive de la vessie, sans y trouver aucune parcelle du corps étranger. La guérison était certaine : le malade partit pour Chartres peu de temps après.

M. Bourla, de Brest, âgé de dix-neuf ans, avait la pierre depuis dix ans. Je me suis assuré qu'elle était mamelonnée et d'un volume considérable. Plus tard, j'ai reconnu qu'elle était murale, et cependant friable.

Le premier essai eut lieu le 27 mai 1825 : j'éprouvai quelque difficulté à saisir la pierre, à cause de son volume ; j'aurais eu de la peine à la fixer si les inégalités de sa surface ne m'avaient convaincu que je pouvais en toute sûreté procéder à l'opération.

Pendant un mois il y eut neuf séances, qui n'offrirent aucune circonstance particulière ; chaque fois la pierre fut entamée, des fragmens nombreux détachés et expulsés avec l'urine.

Le malade souffrait si peu pendant le cours de son traitement que chaque fois il venait à pied chez moi se faire opérer, et s'en retournait de la même manière.

M. Bourla, quoique doué d'une grande sensibilité, n'éprouva aucun des accidens que l'on aurait pu craindre, et avouait en riant qu'il avait eu plus de peur que de mal.

Au moment de rédiger cette observation, je reçois une lettre de M. Bourla, qui revient d'un voyage de long cours, et dans laquelle il m'assure que sa santé est excellente. Cette opération fut faite en présence de S. Ex. l'ambassadeur de Suède, de MM. Arago, Thénard, Geoffroy-Saint-Hilaire, Vauquelin, Vigaroux et plusieurs praticiens distingués de la capitale.

M. Mourot, âgé de soixante-sept ans, curé de Limeil-Brevannes, avait la pierre depuis quatorze ans ; cependant la vessie n'avait éprouvé que peu d'altération ; les organes génitaux étaient très-développés ; je reconnus par le cathétérisme qu'il existait plusieurs pierres.

Le 20 mai 1826, sans soumettre le malade à aucun traitement préparatoire, j'employai un instrument de trois lignes et demie ; un calcul fut saisi et extrait ; l'instrument ainsi chargé avait cinq lignes et demie, et fut facilement retiré sans occasioner de douleurs. Dès lors, je me suis servi d'un instrument de quatre lignes, le plus gros que j'aie employé ; dans vingt-une séances, faites avec cet instrument , ont été broyés et extraits un grand nombre de calculs, dont quelques-uns avaient le volume d'une noix. Pendant ce traitement, qui a duré deux mois, aucun accident ne s'est manifesté. Le malade est ensuite retourné chez lui ; il a joui depuis d'une santé parfaite.

M. le prince Dolgorouky, le général Paillou, les docteurs Albini, de Moscou ; Bertini , de Turin ; Grossi, de Munich ; Burdach, de Kœnigsberg ; Gama, Lacretelle, etc., ont assisté à cette opération.

Chacune de ces observations présente des circonstances remarquables. Chez M. Remond la pierre était ancienne, volumineuse , et la vessie très-irritable ; il y avait une disposition prononcée à l'apoplexie ; cependant l'opération fut facile et la guérison prompte.

Chez M. Bourla, la maladie était encore plus ancienne et  la pierre plus volumineuse. Cependant l'opération fut facile et le traitement très-court.

La maladie de l'abbé Mourot était très-ancienne, le nombre et le volume des calculs étaient considérables ; mais la capacité de l'urètre permit l'emploi d'un très-gros instrument, ce qui facilita l'opération.

Le volume des pierres dans les trois premiers cas, et leur nombre dans le quatrième, auraient présenté des difficultés à la cystotomie ; ces mêmes circonstances semblaient s'opposer à l'emploi de la lithotritie ; elle a eu cependant un plein succès.

La durée de l'opération dans les cas de pierres volumineuses et sphériques se trouve abrégée par l'emploi du lithotriteur représenté pl. 3 ; voyez l'explication.

DEUXIÈME SÉRIE D'OBSERVATIONS.

Lorsque la vessie ne contient qu'un ou plusieurs petits calculs, la lithotritie est applicable quoiqu'il existe des altérations organiques.

M. Michel, de Bordeaux, âgé de quarante-un ans, éprouvait depuis quatorze mois un dérangement notable dans les fonctions des organes urinaires. Les accidens furent attribués à un catarrhe de vessie : on prescrivit successivement les émolliens, les opiacés, les dérivatifs, tels que le remède de Leroy, les vésicatoires, les cautères, etc. Ces moyens ne produisirent d'autre résultat que celui d'altérer la constitution du malade. Enfin la pierre fut reconnue, et M. Michel vint à Paris.

Il avait le teint pâle, la figure bouffie; ses urines étaient ammoniacales et chargées de glaires; elles formaient quelquefois un dépôt purulent; le malade les rendait fréquemment et avec beaucoup de souffrances. Sa marche était difficile et très-douloureuse; les urines devenaient alors sanguinolentes. Le cathétérisme m'a fait connaître qu'il existait plusieurs calculs.

Le 23 septembre 1826, je fis le premier essai en présence de MM. St.-Rome, de Marseille; Bancal, de Bordeaux, et Wessely. Une petite pierre fut saisie, broyée et extraite; cette opération présenta une circonstance remarquable : le commencement de l'injection causa une douleur assez vive.

Le 27, nouvelle séance, même résultat ; l'injection ne produisit pas le même effet.

L'opération fut continuée le 3 octobre, et terminée le 7 ; le 14, je m'assurai par une exploration définitive que la guérison était complète. Le malade n'eut aucun accident ; il avait déjà éprouvé un soulagement marqué, après la deuxième séance ; la marche devint facile, et dans l'intervalle de deux autres opérations, M. Michel faisait des promenades de plusieurs heures sans se fatiguer.

Il a promptement repris ses forces et son embonpoint ; il est reparti pour Bordeaux le 25 octobre dans un état qui ne laissait rien à désirer.

M. Leclère, de Paris, âgé de soixante ans, d'une constitution très-faible, était dans un état nerveux qui se trouvait augmenté par des causes accidentelles. Les douleurs de la pierre qu'il éprouvait depuis près de trois ans, l'avaient réduit à un grand état de maigreur. Il rendait fréquemment et avec beaucoup de souffrances une petite quantité d'une urine glaireuse et ammoniacale.

Malgré ces circonstances défavorables, je crus pouvoir essayer l'application de ma méthode :

par le cathétérisme, je reconnus l'existence de plusieurs calculs.

Le traitement préparatoire fut prolongé pendant quinze jours, à cause de la sensibilité très-exaltée du malade.

Le 10 août 1825, je fis le premier essai en présence du docteur Lagneau, et aucun des accidens que l'on avait pu redouter, n'eut lieu. Huit séances, dont six faites chacune à cinq jours de distance, suffirent pour terminer l'opération.

Dans l'intervalle de la quatrième à la cinquième séance, M. Leclère fit trop d'exercice; un testicule s'engorgea, et retarda de trois semaines la fin du traitement.

Après la huitième séance, le malade partit pour la campagne, où il resta deux mois ; à son retour, je fis l'exploration définitive de la vessie, qui était entièrement débarrassée.

Cependant la santé de M. Leclère ne se rétablissait qu'avec lenteur : quelques douleurs se faisaient sentir en urinant ; elles provenaient d'un engorgement de la prostate, et des altérations qu'avait produites la pierre par son séjour prolongé dans la vessie. Mais par degrés, cet état maladif a cessé, et M. Leclère est guéri.

M. Fournier, de Paris, âgé de soixante ans, souffrait depuis quinze mois ; il réclama mes soins.

Le 28 juillet 1825, je reconnus la présence de plusieurs petits calculs. Quoique la constitution du malade parût au premier abord peu altérée, un examen plus attentif me fit découvrir que la circulation pulmonaire se faisait difficilement ; que le ventre était habituellement tendu et douloureux ; enfin pendant l'exploration, je crus m'apercevoir d'un commencement de paralysie de la vessie. Cette recherche fut assez fatigante à cause de l'irritabilité extrême de M. Fournier.

La violence des douleurs causées par les calculs, réclamait impérieusement leur extraction. Le malade était dans des conditions qui ne permettaient pas de recourir à la cystotomie ; quoique la réunion des circonstances dont je viens de parler me parût contr'indiquer toute opération, je ne crus pas pouvoir me refuser aux instances qui me furent adressées.

Je procédai au traitement préparatoire qui se termina dans l'espace de dix jours.

La première tentative n'offrit rien de particulier ; je fis une légère incision au méat urinaire, qui était rétréci, afin de faciliter l'introduction de l'instrument. Il pénétra ensuite sans peine, quoiqu'il y eût un engorgement de la prostate ; deux petits calculs furent successivement saisis et broyés, et la pince en ramena quelques fragmens. Cette première séance n'altéra en aucune manière la santé de M. Fournier; quatre autres séances, faites chacune à quatre jours d'intervalle, suffirent pour broyer et pour extraire plusieurs autres calculs peu volumineux, mais très-durs. Les douleurs ayant cessé en grande partie, le malade se crut en état, cinq jours après la dernière séance, de faire un voyage en province pour des affaires importantes. J'aurais désiré m'assurer par une dernière exploration, si la guérison était complète; cette recherche fut ajournée à son retour dans la capitale.

Après trois semaines de séjour à la campagne, il éprouva un dérangement général dans sa santé; la paralysie de vessie que l'on avait reconnue avant l'opération, se déclara, et une rétention d'urine en fut la suite inévitable. La maladie, négligée pendant trente-six heures, prit une marche rapide, et donna lieu aux accidens les plus graves. M. Fournier ne tarda pas à succomber.

M. Champanhac, du Puy, sexagénaire, éprouvait depuis trois ans des douleurs vives et continues, produites par la présence d'un calcul vésical; ce malade avait les organes sexuels très-peu développés, une prostate volumineuse et une vessie racornie; son état était aggravé par une irritabilité et une pusillanimité peu ordinaires. L'émission des urines devint fré-

quente et douloureuse; la pierre avait le volume d'une noix. Plusieurs accidens produits par
la présence du calcul, et un trouble dans les
fonctions, en me faisant hésiter sur le parti que
j'avais à prendre, ont prolongé la durée du traitement préparatoire.

Le 26 mars 1826, je fis la première tentative,
l'urètre avait été accoutumé par l'emploi des
sondes flexibles à la présence d'un corps étranger, il était très-étroit; au méat urinaire il se
trouvait une bride dont je fis l'incision avec mon
urétrotome; quoique je ne pusse introduire qu'un
instrument de deux lignes et demie, la pierre fut
cependant saisie et attaquée, mais le broiement
se faisait avec beaucoup de lenteur. Le malade
n'éprouva d'autre accident après cet essai, qu'une
légère difficulté à uriner; elle cessa le lendemain. Cinq jours après, une nouvelle séance eut
le même résultat et produisit moins de fatigue.
M. Champanhac vint ensuite se faire opérer chez
moi, où le traitement fut continué tous les cinq
jours; dix séances devinrent nécessaires pour
broyer et extraire une pierre, qui n'en aurait
exigé que trois ou quatre, si j'avais pu employer un instrument de trois lignes ou de trois
lignes et demie. Le traitement fut interrompu à
la cinquième séance par un engorgement des
cordons testiculaires, et par un retour d'accès

de colique néphrétique avec fièvre. Ces accidens se dissipèrent assez promptement.

L'opération fut faite en présence de MM. Duméril, Gama, Lacretelle, et plusieurs autres praticiens de Paris, et de M. le professeur Dumesnil d'Hanovre.

Des affections graves et de nature différente, compliquaient l'existence de la pierre chez les malades dont je viens de parler.

Chez M. Michel, la santé était détériorée, et la vessie, le siége d'une phlegmasie chronique ; la douleur vive qu'il éprouva lors des premières gouttes de l'injection, indiquait une irritabilité extrême de la vessie ; de là, la nécessité d'opérer avec les plus grands soins, et de faire les séances très-courtes : ces précautions eurent le résultat que j'en attendais. Les douleurs qui s'étaient fait sentir à la première séance, ne se reproduisirent pas aux opérations suivantes.

On ne remarquait pas chez M. Leclère d'affection locale ; mais la maigreur et la faiblesse étaient excessives ; elles me firent hésiter sur le parti que j'avais à prendre. Le peu de chances favorables qu'offrait la cystotomie, me détermina à faire l'essai de la lithotritie, dont le succès néanmoins était d'autant plus incertain, que la vessie contenait plusieurs calculs, et qu'il devenait impossible de préjuger la longueur du traitement.

Les désordres produits par le long séjour de la pierre dans la vessie, ont prolongé la durée de la convalescence.

M. Fournier, qui fut opéré à la même époque, se trouvait dans des conditions plus défavorables encore. La respiration et la circulation pulmonaire se faisaient difficilement; le ventre était dur, tendu et douloureux au toucher; à une irritabilité extrême du col de la vessie, se joignait un commencement de paralysie de ce viscère. Malgré ces circonstances fâcheuses, l'opération réussit; le malade en fut si peu incommodé, que cinq jours après, il put faire un assez long voyage. La rétention d'urine qui se déclara ensuite, était due à la paralysie de vessie dont j'avais observé le commencement avant l'opération; le malade n'a succombé que par les effets d'une rétention d'urine négligée. J'ai rapporté dans cet ouvrage, plusieurs faits qui font connaître combien sont graves les circonstances dans lesquelles la paralysie de vessie complique l'existence des calculs.

M. Champanhac avait l'urètre très-étroit et la prostate fort grosse. L'opération devait être longue, difficile et douloureuse; j'avais à redouter l'augmentation du désordre général, et surtout des altérations locales : un traitement préparatoire et une première tentative me firent croire que l'opération serait suivie de succès ; en effet, le malade est complétement guéri.

Dans les observations suivantes, il y avait des pierres plus volumineuses ou en plus grand nombre. Les lésions organiques étaient plus profondes ; le traitement devait être long ; l'opération ne présentait que peu de chances favorables. Dans des cas de ce genre, la préparation exige beaucoup de soins ; elle est ordinairement plus lente. Avant d'opérer, on doit s'attacher surtout à déterminer, autant que possible, le degré des altérations organiques qui accompagnent l'existence de la pierre.

M. Erard, âgé de soixante-douze ans, mécanicien breveté du roi pour les piano-harpes, et auquel les arts ont tant d'obligations, était depuis plus de quatre années affligé de la pierre ; son âge, une disposition prononcée aux congestions sanguines vers le poumon, la santé généralement altérée par le séjour prolongé de la pierre, ne présentaient pour l'opération de la taille que peu de chances de succès. On avait craint d'éclairer M. Erard sur la nature de sa maladie ; mais à la fin, les accidens devinrent tellement graves, qu'il fallut s'y résoudre.

Je fus appelé pour faire une exploration de la vessie ; elle contenait plusieurs calculs. La prostate étant un peu engorgée, le cathétérisme produisit de vives douleurs. Un examen attentif me fit juger que ces circonstances, jointes au nombre des pierres, rendaient très-douteux le résultat de l'opération : cependant je crus pouvoir sans danger faire quelques essais ; je pris donc le parti de commencer le traitement préparatoire, qui fut prolongé par les causes que j'ai indiquées, et par d'autres qui survinrent.

Le 28 mars 1825, je fis la première séance ; en douze minutes, je parvins à introduire un instrument de trois lignes, à saisir, à broyer et à extraire un calcul du volume d'une amande ; le malade souffrit peu, et le jour même de l'opération, il put assister à une réunion publique. Le lendemain, il partit pour la campagne où le traitement continua.

Pendant le mois d'avril, l'opération fut répétée tous les quatre jours ; la marche du traitement était progressivement satisfaisante : M. Erard pouvait se promener dans l'intervalle de chaque séance.

Dans les premiers jours du mois de mai, les douleurs vives, que le malade avait éprouvées de temps en temps pendant le cours de sa maladie, se déclarèrent de nouveau avec plus de violence. En même temps, il survint une fièvre intermittente qui exigea l'emploi du quinquina.

Au bout de vingt-cinq jours, il me fut pos-

sible de reprendre le traitement pour le broiement de la pierre.

Les deux premières séances de la reprise de
l'opération, ne furent remarquables que par le
nombre et le volume des fragmens de calculs
expulsés avec l'urine.

D'autres séances eurent lieu, et furent suivies
de résultats à peu près semblables.

Le 13 juillet suivant, je m'assurai que la guérison était complète.

MM. Fouquier, Koreff, Jœger de Vienne, avaient
assisté à cette opération. Le traitement, qui a
exigé quatorze séances, se trouva prolongé tant
par l'état général de la santé du malade, que par
la fièvre intermittente qui s'était déclarée.

A l'exception d'une seule fois, M. Erard n'a
éprouvé que peu de douleurs. Aujourd'hui, seize
mois après l'opération, il continue de jouir d'une
santé généralement bonne.

M. Thubeuf, curé de Nogent-le-Roy, âgé de
soixante-cinq ans, avait la pierre depuis plusieurs
années ; il fut obligé à la fin de cesser ses fonctions sacerdotales pour ne s'occuper que de sa
santé. Il vint plusieurs fois à Paris, où M. Dupuytren le sonda. Je fus ensuite appelé, et je
réussis à constater l'existence de plusieurs calculs. L'irritabilité de la vessie, l'engorgement
considérable de la prostate, des douleurs pres-

que continuelles dans les reins, et le nombre des pierres, rendaient incertains la durée et le résultat de l'opération.

Je fis le premier essai le 21 septembre 1824. L'introduction de l'instrument présenta quelques difficultés ; cependant une pierre fut saisie, broyée, et en partie extraite : l'opération dura moins de cinq minutes ; il n'y eut pas d'accidens consécutifs, et le malade rendit ce qui restait de la pierre broyée. Dans cinq opérations faites à peu d'intervalle les unes des autres, cinq petites pierres ont été extraites avec assez de facilité ; chacune de ces séances a duré à peu près cinq minutes.

A cette époque, il survint une colique néphrétique, accompagnée de fièvre et d'accidens nerveux ; elle fut combattue par les moyens ordinaires, et suivie d'une paralysie de la vessie qui exigea cinq ou six fois par jour l'introduction de la sonde. Malgré cette complication de la maladie principale, je crus pouvoir recommencer l'opération ; en huit jours quatre pierres furent extraites. D'après l'état du malade, il fallait lui donner du repos ; l'opération fut ensuite recommencée et continuée, tous les trois jours, jusqu'à la fin du traitement. Chaque fois, une pierre a été extraite ou broyée : en tout, il y a eu dix-sept opérations pour l'extraction de seize pierres; la dernière, étant plus grosse, a exigé deux séances.

J'ai observé que les calculs extraits après que la colique néphrétique se fut déclarée, étaient d'une couleur différente de ceux que j'avais précédemment retirés. On peut croire que ces derniers calculs descendirent des reins après le commencement du traitement.

Je dois faire observer ici que l'extrême irritabilité de ce malade, augmentait les difficultés de chaque tentative. Ses mouvemens continuels et involontaires, ne pouvaient qu'entraver la marche de l'opération, qui a présenté d'ailleurs beaucoup de difficultés.

M. le curé Thubeuf fut néanmoins guéri, et depuis ce temps, il n'a éprouvé aucun retour de sa maladie.

Les différentes opérations ont été faites en présence de praticiens éclairés nationaux et étrangers, entre autres MM. Richerand, Lagneau, Deguise, Aulagnier, Jouanneau, Henry, etc.

M. Travers, de Paris, âgé de soixante-quinze ans, avait la pierre depuis plusieurs années. Son grand âge, un embonpoint considérable, une irritabilité extrême, augmentaient la gravité de la maladie. Le professeur Marjolin jugea qu'il valait mieux faire l'essai de la lithotritie, quoique le succès en fût incertain, que d'avoir recours à la taille.

Mais la pierre était grosse, la prostate engorgée, l'émission de l'urine fréquente et très-douloureuse. Le malade se trouvant dans des conditions très-défavorables, il fallut quinze jours pour le traitement préparatoire. Je commençai l'opération le 7 novembre 1826. Un instrument de trois lignes, pénétra sans peine jusqu'à la prostate ; l'engorgement de cette glande opposa alors quelques difficultés qui furent cependant surmontées. La pierre, de nature friable, fut saisie ; j'en détachai un gros fragment. Cette séance ne dura que quelques minutes, et le malade souffrit moins qu'on ne s'y attendait : aucun accident consécutif ne se déclara. L'opération, continuée les 12, 18 et 24, fut terminée le 28 du même mois. Après chaque séance, une assez grande quantité de petits fragmens et de détritus fut expulsée.

Le malade était alors tellement satisfait de son état qu'il ne voulut point se soumettre à une exploration définitive. En effet, depuis il n'a pas cessé d'être bien portant.

M. Mâtre, de Moulins, âgé de quarante ans, souffrait depuis long-temps par la présence d'une grosse pierre dans la vessie. Il en était résulté des altérations profondes qui inspiraient quelques craintes relativement au succès de l'application de ma méthode. Le malade ne voulait pas entendre parler de l'opération de la taille ; il fallait donc essayer la lithotritie.

Le traitement préparatoire dura plus d'un mois ; je devais m'assurer du degré des altérations qu'indiquaient des urines glaireuses et purulentes , un état fébrile continuel et le trouble des fonctions digestives. Après le cathétérisme, il survint un engorgement de testicule qui retarda l'opération de quinze jours.

Je fis le premier essai le 4 octobre 1825. L'urètre étant large , la pierre volumineuse, je pris un instrument de trois lignes et demie. Le volume augmenté de la prostate opposa, à son introduction, quelques obstacles qui furent surmontés. En moins de dix minutes, je parvins à saisir et à attaquer, en deux sens, une pierre de la grosseur d'un petit œuf de poule, et formée par l'acide urique. Le malade rendit ensuite beaucoup de détritus ; il n'éprouva qu'un léger accès de fièvre de quelques heures.

Neuf séances faites , tantôt à quatre , tantôt à cinq jours d'intervalle , ont suffi pour broyer et extraire cette pierre volumineuse , dont l'action sur la prostate et la vessie a prolongé la convalescence. Ce n'est que trois mois après l'opération que le malade a été entièrement rétabli.

Ces opérations ont présenté des particularités remarquables, en ce que les malades se trouvaient, sous tous les rapports, dans les conditions les plus désavantageuses,

Chez M. Erard, on avait à redouter une congestion sanguine vers le poumon, effet que produisent chez lui les rhumes et les indispositions les plus légères : malgré ce mauvais état de sa santé, quatorze opérations ont été faites avec succès et sans aucune espèce d'accidens. La nécessité de faire les séances très-courtes, et à des intervalles assez longs, a prolongé la durée du traitement.

Chez M. Thubeuf, il existait seize pierres ; la prostate était très-engorgée et l'irritabilité telle que la présence de la sonde déterminait des mouvemens convulsifs. Dans le cours du traitement, on a eu à combattre une colique néphrétique, qui a donné des craintes pour les jours du malade, et une paralysie de la vessie qui a persisté pendant huit jours. Malgré toutes ces circonstances l'opération a réussi : chaque séance n'a duré que quelques minutes ; si elle avait été plus longue, le malade n'aurait pu la supporter. Une ou deux minutes suffisaient pour saisir et extraire ou broyer un calcul: neuf calculs ont été retirés entiers ; les sept autres ont été broyés ; le dernier a exigé deux séances beaucoup plus longues et qui ont été faites le même jour. Au lieu d'éprouver les accidens auxquels on s'attendait, M. Thubeuf put se lever le lendemain de la dernière séance et écrire plusieurs lettres pour annoncer sa guérison. J'ai souvent observé que des opérations douloureuses et même prolongées, donnent rarement lieu à des accidens, lorsqu'elles suffisent pour débarrasser entièrement la vessie ; ce qui semblerait prouver que ce viscère est moins fatigué par l'action des instrumens que par la présence de la pierre.

M. Travers n'avait qu'une pierre friable ; mais comme elle était volumineuse, elle exigea l'emploi d'un instrument de trois lignes. A la première séance, il fut assez difficile de la saisir à cause de son volume et de l'engorgemnt de la prostate : le malade éprouva quelques douleurs. Je jugeai qu'il valait mieux multiplier les opérations et les faire plus courtes : aussi n'est-il survenu aucun des accidens que l'on avait à redouter. M. Travers s'est refusé à une exploration définitive ; la cessation complète des douleurs lui donnait la certitude de sa guérison. Il y a plusieurs autres malades de Paris, chez lesquels je n'ai pas fait de recherches à la fin du traitement : j'étais à même d'y avoir recours dès le retour des premiers symptômes.

L'état de la prostate et de la vessie me faisait d'autant plus craindre pour le succès de l'opération chez M. Mâtre, que le volume de la pierre exigeait un plus grand nombre de séances.

### De la lithotritie chez la femme.

La disposition des organes, chez la femme, semblerait rendre l'application de la lithotritie beaucoup plus facile qu'elle ne l'est réellement. L'urètre étant plus court et plus large que chez l'homme, on avait cru qu'on pourrait se servir d'un instrument d'un plus grand diamètre; mais l'impossibilité de fixer le méat urinaire présente des difficultés pour l'introduction de l'instrument : cet obstacle une fois surmonté, on peut, en introduisant le doigt dans le vagin, saisir la pierre avec plus de facilité ; on peut aussi extraire des fragmens plus volumineux.

M^me Delange, d'Arpajon, âgée de soixante-douze ans, avait la pierre depuis dix-huit mois. Ses souffrances vives et prolongées l'avaient réduite à un très-haut degré de marasme ; des urines purulentes étaient rendues fréquemment et avec beaucoup de douleur ; la fièvre était continuelle. La réunion de ces circonstances me fit balancer pendant quelque temps sur le parti que j'avais à prendre. On ne pouvait pas conseiller l'opération de la taille ; en gardant la pierre, la malade était condamnée à une mort certaine et peu éloignée.

J'explorai la vessie , et j'y trouvai une petite pierre , qui me parut être friable. Je me décidai alors à faire une tentative.

Le traitement préparatoire fut court.

Le 23 août 1824, je fis le premier essai. L'introduction de l'instrument ne fut pas aussi facile que je l'avais pensé : au lieu de pénétrer dans le méat urinaire, il glissait dans le vagin. L'ayant une fois introduit dans la vessie , je saisis sans peine une pierre du volume d'une noix, mais tellement friable qu'elle se trouva divisée par la seule pression de la pince. La malade rendit beaucoup de petits fragmens : l'opération fut prompte et peu douloureuse.

Cinq jours après, je fis, en présence de M. le professeur Richerand l'extraction , du dernier fragment , ce qui acheva la guérison : la santé générale s'améliora plus tôt qu'on n'aurait pu l'espérer d'après le grand âge et les infirmités de la malade.

### TROISIÈME SÉRIE D'OBSERVATIONS.

Quels que soient les résultats heureux que l'on obtient par l'emploi de la lithotritie, il est reconnu que cette méthode n'est pas encore applicable à tous les cas de calculs vésicaux. Lorsque les malades se sont résignés à supporter trop long-temps les douleurs de la pierre, ces corps étrangers acquièrent dans la vessie un développement considérable ; ils y déterminent des altérations nombreuses, dont j'ai fait connaître les principales au commencement de cet ouvrage. Dans quelques cas, ces circonstances suffisent pour produire une mort prochaine ; j'en ai rapporté plusieurs exemples. Plus fréquemment ces altérations ne sont pas aussi avancées ; mais les malades ne s'étant déterminés à se faire opérer que lorsque la violence des douleurs les y a forcés, on trouve des pierres très-nombreuses ou très-volumineuses ; la capacité de la vessie racornie est presque entièrement occupée par le corps étranger ; les urines sont de mauvaise nature. Le cathétérisme ne fournit dans ces cas que des données incertaines ; souvent j'ai employé mon instrument tantôt comme moyen d'exploration, tantôt pour faire des tentatives d'opération.

J'ai signalé (pag. 16 et suiv.) un genre particulier d'altérations produites par la présence de la pierre, et dont les premiers symptômes sont obscurs ; la marche insidieuse, et, en général, prompte de ces altérations, réclame de la part du praticien l'attention la plus scrupuleuse. Quand on peut parvenir à constater cet état chez le malade, il faut s'abstenir presque toujours d'appliquer la lithotritie.

Les altérations des reins contre-indiquent presque toujours l'emploi de cette méthode; lorsqu'on a lieu de croire qu'elles existent, il faut différer l'opération jusqu'à ce que l'on ait acquis quelque certitude sur ce point. Je rapporterai le fait suivant, dont les détails m'ont été communiqués par M. Gaide, chirurgien interne à l'hôpital Saint-Antoine. D'après l'invitation de MM. Kapeler, médecin, et Beauchêne, chirurgien de l'établissement, je devais faire l'application de ma méthode sur un malade dont l'état nous fit différer l'opération de quelques jours; mais bientôt des accidens graves se déclarèrent, et il succomba.

M. Farder, miroitier de Paris, âgé de soixante-huit ans, éprouvait, depuis peu de mois seulement, quelques-uns des symptômes de la pierre; il sentait, à la région périnéale, une pesanteur qui s'augmentait par la marche. Les urines devenaient chaque jour plus fréquentes; la quantité du liquide expulsé diminuait en proportion, mais le malade ne ressentait aucune douleur au gland. Ces symptômes avaient été précédés par quelques douleurs dans la région rénale; elles étaient tellement légères que M. Farder ne crut pas devoir s'en inquiéter.

Peu de jours avant son entrée à l'hôpital, le malade se livra à des exercices qui étaient incompatibles avec l'état de sa santé.

Le 13 novembre 1826, je m'assurai de l'existence de la pierre, qui me parut peu volumineuse et susceptible d'être broyée ; mais l'urètre et la vessie étaient dans un grand état d'irritabilité ; il y avait engorgement de testicule du côté droit ; les fonctions paraissaient troublées ; il fallut ajourner l'opération.

Pendant huit jours, le malade fut soumis à un traitement médical convenable, et l'on introduisit dans l'urètre des sondes flexibles, afin de diminuer l'irritabilité de ce canal.

Le 21, M. Farder eut un accès de fièvre. Un dévoiement, qu'il avait depuis quatre mois, commença à inspirer des inquiétudes ; la fièvre augmenta ; le malade mourut le 24.

*Autopsie.* Parois de la vessie un peu épaissies ; membrane muqueuse de ce viscère phlogosée ; calcul vésical du volume d'un œuf de pigeon légèrement applati ; rein droit très-volumineux, où de petits abcès s'étaient formés : il contenait un calcul du volume d'un haricot ; rein gauche dans l'état à peu près naturel : il contenait un petit calcul ; le canal intestinal offrait quelques traces d'inflammation.

L'existence d'un grand nombre de calculs vésicaux peut aussi s'opposer à l'emploi de ma méthode.

M. Gobert, de Saint-Denis, avait la pierre depuis long-temps ; les douleurs étaient vives. Cependant la vessie ne paraissait pas avoir éprouvé d'altération bien sensible. Le 1ᵉʳ mars 1826, je m'assurai, par le cathétérisme, et ensuite par une exploration avec mon instrument, que la vessie contenait plusieurs pierres ; il devenait impossible de calculer la durée du traitement. M. Gobert était très-irritable ; le cathétérisme avait été douloureux. Ces circonstances, réunies à l'état moral du malade, me firent renoncer à l'emploi de la lithotritie, et conseiller la cystotomie ; M. Gobert s'y soumit quelques mois après : on retira cinq pierres de moyenne grosseur ; l'opération eut un plein succès.

Au mois de juin 1826, j'ai rencontré un cas analogue au précédent. M. Michel, de Vandeuvre, était tourmenté depuis long-temps par la présence d'une pierre dans la vessie ; à la fin, les douleurs étaient devenues excessivement fortes ; l'état général de la santé du malade s'en ressentait ; il avait souvent la fièvre, peu d'appétit, peu de sommeil ; il avait maigri ; les urines contenaient souvent un dépôt muqueux très-abondant, et quelquefois purulent. Le cathétérisme me fit connaître que la vessie renfermait plusieurs calculs ; M. Michel, supportant très-difficilement la présence de la sonde, je ne crus pas devoir faire l'essai de ma méthode ; quatre mois après, le malade a été taillé ; il est guéri.

Quoique l'application de la lithotritie n'ait pas de graves inconvéniens, lors même qu'elle ne réussit pas, il ne faut s'y déterminer qu'avec beaucoup de réserve. Quand le malade se trouve dans des conditions défavorables, et surtout quand la vessie contient plusieurs pierres, il est impossible, ne pouvant en déterminer le nombre, de préciser la durée du traitement ; le malade peut en être affecté ou perdre courage, et c'est ce qui est arrivé à M. Paillé, de Paris, âgé de soixante-treize ans. Il paraît que l'existence de la pierre était ancienne, quoiqu'il n'en éprouvât les symptômes que depuis un an ; ils se développèrent avec rapidité. Je trouvai le malade dans l'état suivant : un embonpoint considérable ; une dyspnée habituelle ; une douleur assez vive et constante dans la région ombilicale ; la vessie contenant plusieurs calculs, et la prostate étant très-volumineuse, je devais donc hésiter relativement à l'emploi de ma méthode, d'autant plus qu'il m'était impossible de déterminer, avec la sonde, le nombre des pierres que contenait la vessie. Je me décidai cependant à faire quelques essais. Le traitement préparatoire fut interrompu par un retour d'accès de fièvre avec hématurie. Dès que ces accidens furent calmés, je fis une exploration avec l'instrument; le 22 mars 1825, je m'assurai de la présence de plusieurs pierres, dont une fut saisie, broyée et extraite. Le volume de la prostate et l'irritabilité de la vessie, rendirent cette première séance assez douloureuse; le malade éprouva ensuite une légère augmentation dans les difficultés d'uriner; elles continuèrent pendant plusieurs jours. Je ne crus pouvoir recommencer l'opération que sept jours après; cette fois, les difficultés furent moins grandes; une pierre fut saisie et attaquée en plusieurs sens.

Les 5, 15 et 18 avril, l'opération fut continuée; chaque fois, je parvenais à extraire plusieurs fragmens de pierre. Le 25, il n'y eut aucun résultat : dans plusieurs séances subséquentes, j'en obtins de très-satisfaisans.

Mais le nombre des pierres devait nécessairement prolonger l'opération; il fallait multiplier des séances assez fatigantes pour le malade. Ces circonstances, jointes à d'autres qui se rattachaient à l'état général de sa santé, me firent croire que le succès que je pourrais obtenir serait peut-être éloigné et incertain. Je fis connaître à M. Paillé sa situation; il prit le parti de se faire tailler, et fut opéré avec succès par le haut appareil. Il restait encore dix pierres dans la vessie.

La lithotritie n'était pas applicable chez ces malades ; il y avait un grand nombre de calculs dont le broiement devait exiger plusieurs séances qui auraient pu augmenter l'irritabilité de la vessie et les altérations qu'elle avait déjà éprouvées.

Chez M. Gobert, le cathétérisme ne suffit pas pour faire connaître exactement l'état de la vessie et le nombre des pierres ; j'eus recours à mon instrument ; une seule exploration me fit juger de l'impossibilité d'employer ma méthode avec succès ; cependant cette recherche n'altéra en aucune manière la santé du malade.

Dans le second cas, je n'eus pas besoin d'employer mon instrument ; le cathéter me fit connaître que la vessie était racornie, et qu'elle contenait plusieurs calculs. La présence du cathéter dans l'urètre produisit des mouvemens convulsifs, et un accès de fièvre de plusieurs heures. M. Michel aurait supporté difficilement les opérations qu'exigeait le nombre des pierres : quoique la cystotomie n'offrît que peu de chances favorables, elle a cependant réussi ; six calculs, de moyenne grosseur, ont été extraits par la méthode latéralisée.

La maladie de M. Paillé paraissait moins avancée ; la vessie, quoique racornie, contenait encore une demi-once de liquide ; les pierres ne m'avaient pas paru aussi nombreuses qu'elles ne l'étaient réellement. Je fis plusieurs tentatives qui eurent un résultat satisfaisant sous le rapport du broiement des calculs ; mais la vessie, au lieu de s'habituer à la présence de l'instrument, ainsi qu'on l'observe dans beaucoup de cas, semblait éprouver une augmentation de sensibilité. Les opérations devenaient douloureuses ; il aurait fallu les suspendre pendant quelques jours, et mettre ensuite un plus long intervalle entre chaque séance. Le malade préféra se soumettre à l'opération de la taille.

La vessie, dans différens cas, ne contient qu'une pierre de moyenne grosseur, et cependant il devient impossible de la saisir. Le peu de capacité de ce viscère, le volume de la prostate, et l'irritabilité du sujet, sont les principaux obstacles qui se présentent : souvent on parvient à les surmonter. J'ai rapporté un grand nombre d'observations qui prouvent ce fait ; mais j'ai souvent vu que ces obstacles, au lieu de céder à un traitement approprié, semblaient acquérir chaque jour un nouveau degré de puissance. Il faut agir alors avec d'autant plus de réserve que la pierre est plus volumineuse, et qu'elle exigera un plus grand nombre de séances pour être détruite ; les suites des premières tentatives doivent servir de guide au praticien : je rapporterai à ce sujet quelques observations.

M. Denise, de Paris, avait la pierre depuis plusieurs années. Sa maladie avait été méconnue ; on l'avait prise pour un rétrécissement de l'urètre ; pendant six mois des bougies furent introduites. On reconnut enfin l'existence d'un calcul ; je fus appelé le 5 juillet 1824.

Quoique la pierre ne me parût pas être d'un grand volume, l'état nerveux du malade et les contractions de la vessie, jetaient de l'incertitude sur les résultats qu'on pouvait attendre de la lithotritie.

Trois essais furent faits en 17 jours ; les souffrances étant assez vives, l'irritabilité du malade m'empêcha de saisir la pierre. Quoiqu'il ne se manifestât aucun accident, je ne crus pas devoir continuer ces tentatives.

Trois mois après, M. Denise fut taillé ; il a guéri.

M. Dubois-Douin, de Châteauroux, âgé de soixante-onze ans, souffrait depuis long-temps ; cependant la vessie ne paraissait pas avoir éprouvé d'altérations bien sensibles. Le malade urinait toutes les demi-heures avec beaucoup de douleur ; chaque fois la figure se colorait fortement, les yeux étaient injectés, le pouls devenait intermittent ; à ces douleurs physiques, se joignait une exaspération morale portée au plus haut degré.

La réunion de ces circonstances rendait fort douteux le succès de l'opération par la méthode du broiement. Le cathétérisme ordinaire laissait dans l'incertitude sur la capacité de la vessie et sur le volume de la pierre. Je fis une exploration avec mon instrument, et ensuite plusieurs tentatives : le volume de la pierre, sa situation presque constante à la partie supérieure de la vessie, la petite capacité de ce viscère et les mouvemens continuels auxquels se livrait le malade, m'empêchèrent constamment de saisir le calcul.

Le premier essai avait déterminé un mouvement fébrile, et une augmentation dans les douleurs produites par la pierre, avec engorgement du testicule gauche. Trois autres essais, que je fis ultérieurement, n'eurent pas les mêmes suites.

Ces diverses tentatives eurent lieu en présence de MM. Marjolin, Dufrenne et Wessely.

M. Turgot, de Paris, âgé de cinquante-six ans, souffrait, depuis quelques années, d'un dérangement dans les fonctions des voies urinaires ; on en attribua d'abord la cause à un rétrécissement de l'urètre, et le docteur Ducamp partageait cette opinion. Le traitement que l'on adopta ne produisant aucun résultat satisfaisant, on soupçonna l'existence d'une pierre dans la vessie : je fus appelé le 21 mars 1824. Le cathétérisme présenta

quelques difficultés produites par l'état spasmodique du col de la vessie ; toutefois sans pouvoir
déterminer exactement, au moyen de la sonde,
la grosseur de la pierre, je reconnus qu'elle était assez volumineuse. Je fis donc une exploration avec
mon instrument, en présence de M. Percy et de
plusieurs autres praticiens. La forte contraction
du col de la vessie et un engorgement de la prostate, rendaient l'introduction de l'instrument
difficile : l'opération fut ajournée.

La marche de la maladie devint plus rapide :
il y eut des accès de fièvre répétés et prolongés,
et un dérangement général dans l'état de la
santé.

Le 21 juillet, je cédai aux instances de M. Turgot, et je fis une nouvelle tentative : cette fois
l'instrument fut introduit dans la vessie. L'état
nerveux du malade excita des mouvemens qui
me forcèrent de retirer l'instrument avant même
que la pince fût ouverte.

Les 24 et 28, je fis de nouvelles tentatives :
elles ne produisirent pas de résultats plus satisfaisans. Il y avait cependant une amélioration
dans la santé de M. Turgot; les urines étaient
devenues naturelles, et les douleurs avaient
perdu de leur intensité : cet état a continué jusqu'à la fin du mois d'août.

Il se manifesta alors des douleurs très-vives

dans la région des reins. La fièvre se déclara de nouveau, et l'état du malade ne permettant pas de songer plus long-temps à l'application de ma méthode, M. Turgot fut taillé ; l'opération fut heureuse.

L'irritabilité excessive de la vessie, qui rend la présence des instrumens très-douloureuse, suffit seule quelquefois pour repousser l'emploi de la lithotritie : cette irritabilité peut se développer subitement par des causes accidentelles.

M. Aumont, de Fontainebleau, âgé de soixante-huit ans, me consulta le 20 novembre 1825 : il me parut être dans des conditions pour être opéré.

Je fis le premier essai le 8 décembre suivant : la pierre fut saisie et entamée. Peu de jours après, une pulmonie, causée par une imprudence du malade, se déclara : il fallut suspendre le traitement. Après la guérison de cette nouvelle maladie, M. Aumont se trouva dans un état d'irritabilité extrême.

Deux nouveaux essais, faits quelques jours après sans résultat, me firent penser que l'opération devait être ajournée.

M. Aumont perdit patience ; malgré mes observations, il se fit tailler, et mourut peu de jours après.

Les obstacles qui ont repoussé l'emploi de la lithotritie dans les quatre dernières observations

que je viens de rapporter ont été produits par
l'état dela vessie et la grande irritabilité des malades. Les pierres auraient pu être embrassées
par la pince , et par conséquent broyées ;
mais il eût fallu plusieurs séances ; l'opération
aurait été douloureuse : j'avais à craindre des
accidens. Dans le plus grand nombre des cas,
la première tentative fournit au praticien des
données assez exactes pour lui faire prendre une
détermination ; mais les instances qui lui sont
faites le mettent dans le nécessité de réitérer
des essais qui n'ont d'autre résultat que de prouver aux assistans et au malade lui-même, l'impossibilité de l'opérer par cette méthode ; c'est
ce qui est arrivé dans les observations précédentes. On ne peut se refuser à ces tentatives ,
lorsqu'elles sont demandées , d'autant moins
qu'elles n'ont jamais de suites fâcheuses, pourvu
qu'elles soient faites avec les précautions nécessaires, et que l'on parvient, dans quelques cas,
à guérir des malades chez lesquels l'opération
avait d'abord paru impossible.

Il est prouvé par l'expérience que des pierres
peuvent séjourner long - temps dans la vessie,
et y prendre un accroissement considérable,
sans produire de grandes altérations ; leur volume seul repousse alors l'emploi de la lithotritie. L'impossibilité de déterminer exactement

ce volume au moyen du cathétérisme ordinaire, m'a forcé de recourir à des explorations avec mon instrument. Dans les deux cas qui suivent, j'ai fait, mais inutilement, plusieurs essais pour saisir la pierre.

Le docteur Devaucelles, des environs de Brienne, âgé de cinquante-huit ans, avait la pierre depuis plusieurs années. Cependant sa santé était généralement bonne ; la vessie ne paraissait pas avoir éprouvé d'altérations profondes. J'ai essayé, mais en vain, de saisir la pierre ; elle ne put jamais être embrassée par la pince. Le malade retourna chez lui ; environ trois mois après, il eut recours à l'opération de la taille, qui a eu un plein succès.

M. Quartara, sexagénaire espagnol, capitaine de vaisseau, souffrait depuis long-temps par la présence d'une pierre dans la vessie. Il prit le parti de venir des îles Philippines à Paris pour se faire traiter. Il avait espéré se soustraire à l'opération de la taille au moyen de la lithotritie.

D'après l'exploration de la vessie avec le cathéter, je découvris que la pierre était grosse, et qu'il serait peut-être impossible de la saisir. Je ne pus cependant me refuser aux désirs du malade, et je fis quelques tentatives : elles ne servirent qu'à confirmer ma première opinion, et à prouver à M. Quartara la nécessité de recourir à la cystotomie ou de garder sa pierre. Ayant égard aux légères douleurs qu'il éprouvait, je lui avais conseillé ce dernier parti. J'ai appris qu'il s'était fait tailler, et qu'il était mort peu de jours après.

Je ferai observer qu'un mois après mes essais, M. Quartara était dans un état plus satisfaisant qu'à son arrivée à Paris : il le déclara lui-même à MM. Dupuytren et Orfila, appelés en consultation.

Dans les cas de grosses pierres sans altérations organiques, la cystotomie offrirait encore des chances assez nombreuses de succès, si leur extraction ne produisait les accidens graves que j'ai signalés dans mon introduction. On a proposé plusieurs moyens pour briser les grosses pierres, afin de les retirer avec plus de facilité : ces moyens, généralement connus, sont défectueux. J'ai cru qu'il serait possible d'obvier à la majorité de leurs inconvéniens par l'instrument représenté planche 5 (voyez l'explication). Son diamètre, de huit lignes, permet de l'introduire par une petite plaie faite au périnée ; ses branches s'écartent au point d'embrasser une pierre du plus gros volume : le lithotriteur peut l'attaquer par une très-large surface, et la broyer en peu de minutes, si elle est friable ; lorsqu'elle est très-dure, on réussit mieux par l'emploi de la vis conique, représentée dans la même planche, et dont l'action n'est accompagnée d'aucune secousse ni d'aucun danger.

Lorsque le volume de la pierre permet de l'extraire sans la diviser, il faut recourir, toutes les fois que les circonstances le comportent, à la méthode qui donne la plus grande ouverture, la taille hypogastrique. Dans une note que j'ai lue à l'Académie royale de Médecine, section de chirurgie, le 5 janvier 1826, j'ai indiqué pour cette opération quelques changemens dont l'expérience a déjà constaté l'utilité. Une défaveur exagérée se trouve attachée à cette méthode, parce qu'on ne prend point assez en considération la gravité et les complications des circonstances qui accompagnent généralement son application ; on n'avait pas assez calculé l'inutilité et même les dangers de l'incision que l'on faisait au périnée, et du séjour de la canule placée dans cette ouverture pour la sortie de l'urine et des caillots de sang. Il est bien prouvé que la *boutonnière* ajoute à la gravité de la taille hypogastrique, puisqu'il en résulte deux opérations au lieu d'une, et que la présence de la canule produit une irritation telle qu'on est souvent obligé de la retirer dans les premiers jours. Une grosse sonde de gomme élastique, placée à demeure dans l'urètre, a tous les avantages que l'on croyait trouver dans l'emploi de la canule, et n'a aucun de ses inconvéniens; on sait qu'au moyen d'un traitement préparatoire convenable, l'on parvient à diminuer la sensibilité de ce canal au point que la sonde ne détermine plus d'irritation.

Les tenettes dont on se sert en général sont défectueuses en ce qu'elles augmentent, par l'épaisseur de leurs cuillers, les difficultés qu'on éprouve dans l'extraction des grosses pierres; de plus, elles ne réunissent pas les conditions nécessaires pour bien fixer le calcul : ces cuillers sont trop épaisses et trop creuses; le bord seul est appliqué sur la pierre.

Des tenettes à cuillers minces, aplaties et légèrement recourbées en dedans à leur extrémité, embrassent plus exactement la pierre, et n'ajoutent à son diamètre que de deux à trois lignes. Ces tenettes plates, dont je me suis servi plusieurs fois avec succès pour extraire de grosses pierres, sont moins avantageuses que les autres lorsqu'il s'agit de petits calculs.

Les pierres engagées dans l'urètre, surtout lorsqu'elles s'y sont développées, repoussent l'emploi de la lithotritie, principalement quand elles sont volumineuses.

M. Caillard, d'Orléans, âgé de dix-neuf ans, éprouvait depuis long-temps des douleurs produites par la pierre; ce ne fut que lorsqu'elles devinrent très-fortes qu'il se décida à se laisser sonder. Le cathéter fut arrêté à la portion membraneuse de l'urètre, où se trouvait une pierre du volume d'un petit œuf de poule. D'après les rapports de ce corps étranger avec la capacité de l'urètre, j'avais la certitude que je ne pouvais pas donner aux branches de la pince le développement nécessaire pour saisir la pierre. Je jugeai que la lithotomie était le seul mode de traitement convenable; cette opération fut faite le 21 mars 1825. Le cathéter ne pouvant être employé, je fis l'incision sur la pierre même; en cherchant à l'extraire, elle se brisa. Après avoir retiré les fragmens, j'introduisis une sonde droite par la plaie, et je reconnus qu'un autre calcul se trouvait dans la vessie; j'incisai le col de ce viscère par la méthode bilatérale, et je fis l'extraction de la pierre, qui avait moins de volume que celle de l'urètre. Malgré les circonstances désavantageuses que cette opération présentait, elle eut le succès qu'on en attendait. M. Caillard a cependant conservé pendant plus d'une année, une fistule contre laquelle j'ai employé inutilement les sondes soit à demeure, soit introduites chaque fois que le besoin d'uriner se manifestait. La cautérisation répétée avec le nitrate d'argent fondu, ne produisit pas plus d'effet; j'eus recours alors au cautère actuel, et peu de jours après la guérison s'en suivit.

M. Fontaine, de Gonesse, âgé de quarante-huit ans, portait depuis dix ans, dans la portion membraneuse de l'urètre, une pierre friable et du volume d'un très-gros œuf de poule ; cette maladie était compliquée par une paralysie ancienne des extrémités inférieures. La pierre avait produit des altérations tellement profondes que, lorsque le malade me consulta, un vaste abcès, qui faisait au périnée une saillie considérable, avait donné lieu à la gangrène de ces parties. Il fut décidé par les médecins consultans qu'on ferait sur-le-champ l'ouverture de cet abcès et l'extraction de la pierre ; elle était très-friable, et fut écrasée par la tenette. L'incision ne produisit ni douleur ni écoulement de sang ; ce malade ne fut pas même attaché ; il éprouva peu de soulagement de cette opération, et succomba le troisième jour. On reconnut à l'ouverture du corps, que la vessie racornie n'avait plus que le volume d'une petite noix ; sa face externe était d'un rouge noirâtre, et sa face interne envahie par un ulcère profond, qui avait détruit une partie de la prostate ; la portion membraneuse de l'urètre formait une cavité dans laquelle on pouvait placer le poing ; sa surface interne présentait des ulcérations nombreuses ; tout le périnée, une partie de l'urètre et du scrotum avaient été détruits par la gangrène; l'opération et l'autopsie de ce malade furent faites en présence de MM. Nauche, Blanche, Lair, Manec et Delattre.

Quoique les exemples de pierres développées dans l'urètre ne soient point rares, les observations précédentes n'en offrent pas moins d'intérêt.

Celle de M. Caillard prouve que la portion membraneuse de ce canal peut être dilatée, sans danger, au point de contenir un corps de la grosseur d'un œuf de poule, et que les fistules urinaires, qui suivent ordinairement dans ces cas l'opération de la taille, ne sont pas toujours incurables.

Celle de M. Fontaine fait voir tout le danger qui accompagne le séjour trop prolongé de la pierre dans l'urètre : la dilatation de ce canal avait été poussée jusqu'à produire des ulcérations ; de là une infiltration d'urine qui donna lieu à une mortification tellement avancée des tissus du périnée, que le malade sentit à peine et l'incision et l'extraction du corps étranger : il a fallu pratiquer la lithotomie en incisant directement sur la pierre.

Indépendamment des circonstances dont je viens de parler, et qui contre-indiquent le broiement de la pierre, cette opération peut rencontrer d'autres obstacles, mais dans des cas qui sont extrêmement rares : les principaux sont les exostoses de l'arcade des pubis et des ischions, quelques cas d'hypospadias, d'épispadias, certains vices de conformation de la vessie, et les pierres ayant pour noyau des corps qu'il serait impossible de broyer, tels que des balles d'acier, des fragmens de baguette de fer, des morceaux d'ivoire, etc.

Quant aux pierres enkistées et chatonnées, on parviendrait peut-être à les saisir et à les broyer; l'extrême rareté de ces cas est cause qu'on n'est pas suffisamment éclairé sur ce point.

La grossesse avancée pourrait aussi s'opposer à l'emploi de la lithotritie. Je citerai le fait suivant qui m'a été communiqué par le docteur Wessely. Une femme était, depuis plusieurs jours, dans les douleurs de l'enfantement; on appela un praticien habile, qui reconnut qu'une tumeur volumineuse, située à la partie postérieure de la symphise des pubis, s'opposait à la sortie de l'enfant, et il s'assura que cette tumeur était formée par une pierre dans la vessie; l'extraction en fut faite par le vagin : l'accouchement se termina, et la femme guérit sans même conserver de fistule.

# CHAPITRE IX.

### OBJECTIONS FAITES A LA LITHOTRITIE.

Un changement soudain dans une partie essentielle de l'art de guérir ne saurait être présenté sans avoir à combattre d'anciennes habitudes et de vieilles pratiques ; on ne doit donc pas s'étonner si la lithotritie, qui écarte, dans la très-grande majorité des cas, l'une des opérations les plus difficiles et les plus importantes de la chirurgie, a été attaquée par quelques personnes.

Les objections que l'on a élevées contre ma méthode sont assez généralement connues : néanmoins il m'importe d'en donner le résumé, et de prouver combien elles sont, pour la plupart, mal fondées.

La possibilité de pénétrer dans la vessie avec des instrumens droits a été contestée : cette opération, connue des anciens, est si fréquemment pratiquée de nos jours que je me crois dispensé d'entrer dans aucun détail à ce sujet (1).

--------

(1) *Voyez* chapitre V.

On s'est élevé avec force contre la grosseur de mes instrumens, en s'appuyant sur ce qu'ils obligent de dilater l'urètre, et sur les accidens qui peuvent accompagner cette dilatation. Ceux qui connaissent la structure de ce canal savent qu'il est facile d'y introduire des sondes de deux à quatre lignes de diamètre : le plus gros de mes instrumens n'a que quatre lignes, et celui dont je me sers dans les cas ordinaires, n'a que trois lignes ; il ne s'agit donc pas de dilatation. Lorsqu'il y a un rétrécissement, il suffit de rétablir le diamètre naturel de l'urètre par les moyens connus, et le traitement curatif de l'affection du canal devient alors le traitement préparatoire pour l'opération.

M. Boulbar, de Marseille, âgé de cinquante ans, reçut en 1805 une forte contusion sur le périnée ; il se déclara un engorgement considérable des deux testicules, qui ont conservé, celui du côté droit principalement, un volume beaucoup plus grand que dans l'état normal. Un petit abcès se forma à l'endroit contus, et s'ouvrit de lui-même ; la guérison eut lieu peu de jours après.

En 1812, un nouvel abcès, sans cause connue, se forma à la même place, et suivit la même marche que le premier. M. Boulbar eut peu de temps après une fièvre bilieuse ; la petite plaie du périnée se rouvrit, et livra passage à quelques gouttes d'urine. Le malade, qui était peu incommodé de cette petite fistule, se borna à des soins de propreté.

En 1823, il eut une rétention complète d'urine. Il était à Paris, je fus appelé : une sonde d'argent, d'un petit calibre, fut introduite dans l'urètre, et pénétra sans peine jusqu'à la portion bulbaire, où se trouvaient un rétrécissement, et l'orifice interne du trajet fistuleux, qui s'ouvrait extérieurement à deux pouces au-devant de l'anus : un stylet mince, introduit par ce trajet, pénétra jusqu'à l'extrémité de la sonde. Après quelques tentatives, l'obstacle de l'urètre fut franchi ; l'algalie pénétra jusquau col de la vessie, dans lequel s'était engagé un petit calcul, que je repoussai, l'état des parties ne permettant pas alors d'en faire l'extraction. A peine la vessie était-elle vidée, que tous les accidens cessèrent : en retirant la sonde, je m'aperçus qu'un autre petit calcul se trouvait derrière l'obstacle à la portion membraneuse de l'urètre.

Le lendemain, j'introduisis une sonde flexible, dans le double objet de favoriser la sortie de l'urine, et de combattre le rétrécissement ; elle fut remplacée par d'autres sondes d'une grosseur progressive. Un traitement de quelques jours suffit pour rétablir le diamètre naturel du canal : le petit calcul, que j'avais senti derrière l'obstacle, sortit de lui-même ; il avait une forme ovoïde, et trois lignes dans son plus grand diamètre.

Le calcul de la vessie s'engageait de temps en temps dans l'orifice vésical de l'urètre, mais pas assez pour être chassé avec l'urine par les efforts de la nature. En vain de grosses sondes furent introduites et laissées plusieurs heures, pendant lesquelles le malade résistait au plus pressant besoin d'uriner : en vain on eut recours à la position la plus avantageuse et à l'introduction du doigt dans l'anus ; le calcul ne suivit jamais la sonde.

Une pince à deux branches fortes, légèrement recourbées, fut introduite dans la vessie distendue par l'urine que le malade conservait depuis plusieurs heures. La crainte et le trouble inséparables d'une première tentative, réunis aux vices de l'instrument employé, contribuèrent à rendre cette première tentative infructueuse.

Le surlendemain un nouvel essai eut lieu : je pris une pince à trois branches, armée d'un lithotriteur. Le calcul fut promptement saisi, divisé, et extrait en partie : dans les vingt-quatre heures qui suivirent l'opération, le malade rendit ce qui restait ; il partit peu de jours après dans un état de santé parfaite.

Des craintes ont été manifestées relativement à la solidité de mon appareil instrumental : l'expérience a prouvé qu'elles sont imaginaires. Il est inutile de dire que l'attention la plus scrupuleuse doit être apportée dans l'examen et dans l'essai de ces instrumens.

Quant au danger de pincer la vessie, dont on a beaucoup parlé, il suffit de jeter un coup d'œil sur les planches qui représentent mes instrumens, pour se convaincre que ce danger est imaginaire. La vessie ne saurait être pincée lorsqu'elle est pleine d'eau, et que l'on opère avec les soins convenables.

Quelques chirurgiens ont pensé que l'application de la lithotritie présentait de très-grandes difficultés. Sans doute, on a quelquefois de la peine à saisir la pierre ; mais on y parvient presque toujours quand on a acquis l'expérience nécessaire.

On a ensuite beaucoup exagéré les douleurs que produit l'opération : il est prouvé qu'elles sont généralement légères ; si dans quelques cas elles sont plus fortes, jamais elles ne sont telles qu'on l'observe fréquemment dans le courant de la maladie : dans le plus grand nombre des cas, il n'y a pas même de fièvre, et souvent le malade peut marcher immédiatement après l'opération. Plusieurs malades sont venus se faire opérer chez moi, et sont repartis à pied immédiatement après. Aux faits que j'ai rapportés j'ajouterai les deux suivans, dans lesquels les complications de la maladie ont dû rendre l'opération plus douloureuse.

M. le capitaine Balet, de Saint-Just, âgé de soixante-cinq ans, souffrait de la pierre depuis cinq années : le malade vint à Paris dans un état général de santé telle, que je doutai long-temps si je devais l'opérer. Il avait un catarrhe pulmonaire très-avancé et une gastrite chronique ; sa maigreur était extrême : la vessie, dans un état inflammatoire, contenait plusieurs petits calculs ; les émissions de l'urine étaient fréquentes et très-douloureuses ; ce liquide déposait beaucoup de mucosités, et même quelquefois une matière purulente.

Ces circonstances ont nécessité la prolongation du traitement préparatoire : enfin, le 18 juin 1825, je crus pouvoir procéder à l'opération. Le premier essai me prouva qu'elle serait faite avec succès.

Quatre séances, dont aucune n'a duré plus de dix minutes, suffirent pour le broiement et l'extraction des calculs.

Le malade, entièrement délivré de la pierre, partit bientôt pour Saint-Just. Cette opération fut faite en présence de M. le duc de Raguse, et de MM. Vauquelin, Beudant, Murat, etc.

Peu de temps après sa guérison, M. Balet recommença à rendre des graviers quelquefois d'une grosseur emarquable : leur expulsion était précédée et accompagnée de douleurs vives, soit dans les reins, soit dans l'urètre ; la pierre se serait reproduite promptement si le malade eût continué de vivre.

Environ un an après l'opération, M. Balet succomba à l'affection pulmonaire dont la marche progressives avait causé le marasme le plus complet : l'autopsie ne fut pas faite.

Lorsqu'une affection organique grave complique l'existence d'un calcul dans la vessie, la marche de l'affection organique devient plus rapide dès que le malade cesse de souffrir de la pierre : c'est ce qui a été observé chez M. Balet, et dans d'autres cas que j'ai rapportés.

M. Bousquet, de Bordeaux, âgé de soixante-trois ans, éprouvait depuis quinze mois dans les fonctions des organes urinaires, quelques dérangemens qu'on négligea pendant une année ; déjà à une époque plus éloignée, le malade avait rendu plusieurs fois quelques grains d'un sable rouge, formé, en apparence, par l'acide urique. Les souffrances ayant beaucoup augmenté au mois de juillet 1826, et les symptômes ayant pris le caractère des signes rationels de la pierre, on commença à soupçonner la présence d'un corps étranger dans la vessie. Deux chirurgiens, l'un de Bordeaux, l'autre de Paris, crurent reconnaître, au moyen de la sonde, l'existence d'un calcul : le cathétérisme, pratiqué à des intervalles assez rapprochés, produisit une irritation très-forte, et donna même lieu à une rétention d'urine, pour laquelle on fit porter des sondes au malade. M. Bousquet, redoutant l'opération de la taille, se détermina à venir à Paris.

Le 15 septembre 1826, je fis une première exploration de la vessie, conjointement avec les docteurs Breschet et Bancal ; ce dernier avait accompagné le malade de Bordeaux à Paris. La sonde nous fit difficilement reconnaître le calcul ; il fut même impossible d'acquérir la certitude qu'il était libre dans la vessie. Une nouvelle exploration devint nécessaire pour arrêter notre opinion à cet égard : elle eut lieu cinq jours après.

Le cathéter n'ayant pas fourni de données plus positives, j'introduisis dans la vessie, avec beaucoup de facilité, un instrument de deux lignes et demie de diamètre, et je trouvai sur-le-champ un petit calcul : j'en détachai et retirai quelques parcelles ; d'autres furent expulsées plus tard avec les urines ; le malade n'éprouva aucun accident à la suite de cet essai. L'urètre étant très-irritable, je cherchai à diminuer sa sensibilité par l'introduction de quelques sondes

flexibles : bientôtM. Bousquet les supporta presque sans douleur.

Le 24 septembre, la pression douloureuse
d'un bandage, que le malade portait pour une
hernie inguinale du côté droit, et quelques mouvemens brusques, produisirent un engorgement
du cordon testiculaire ; bientôt l'épididyme,
et ensuite le testicule du même côté, y partici-
pèrent un peu. Les applications émollientes et
résolutives et le repos, ont suffi pour produire
une diminution notable de cet engorgement.
Le 5 octobre, une nouvelle tentative put être
faite sans inconvénient, quoique le gonflement
n'eût pas tout-à-fait disparu ; je continuai l'opération, et m'assurai que la pierre avait été divisée
à la première séance. Dans celle-ci, je broyai plusieurs fragmens, que le malade rendit avec les
urines : ils étaient noirâtres, très-durs, très-cas-
sans, et poreux. Le malade souffrit fort peu, et
n'éprouva aucun dérangement : le volume du
testicule diminua par degrés.

Le 9 octobre, je fis une nouvelle tentative :
il ne restait plus qu'un seul fragment que j'ai
broyé et retiré en partie : le reste a été expulsé
avec l'urine.

Une exploration définitive, faite quatre jours
après, prouva que la guérison était complète.

Ma méthode n'est applicable, dit-on, qu'à un

certain nombre de cas : cet ouvrage ne laissera aucun doute que l'obstacle le plus puissant, et l'on pourrait presque dire le seul, qui se soit opposé à l'opération , a été produit par le volume de la pierre et par les altérations organiques résultant de son séjour prolongé dans la vessie. Il est prouvé que, dans presque tous les cas, la maladie se fait reconnaître aussitôt qu'elle existe ; que , jusqu'à ce jour, les malades ne se sont résignés à supporter pendant long-temps les douleurs atroces de la pierre que par l'effroi qu'inspire l'opération de la taille : il suffira donc qu'ils se fassent opérer dès le début de la maladie pour que non-seulement la lithotritie soit applicable, mais aussi pour que la guérison soit prompte et facile. Lors même que la pierre est volumineuse , on peut encore opérer avec succès, pourvu qu'elle n'ait pas produit d'altérations profondes.

M. Anthoine, de Strasbourg, âgé de quarante-quatre ans , éprouvait, depuis six années, les symptômes de la pierre : dans les derniers mois, cette maladie s'était compliquée d'une incontinence d'urine. A un état de dépérissement se joignaient des souffrances excessives.

Le cathétérisme me fit connaître que la vessie, qui était fort grande , contenait un corps étranger dont le volume paraissait repousser l'emploi de la lithotritie ; le 19 août 1826, MM. Marjolin et Bally furent d'avis que l'on devait faire un essai : il eut un résultat plus heureux qu'on ne s'y attendait. La pierre ne put être embrassée par le litholabe ; mais elle était friable, et de gros fragmens en furent détachés tant par l'action des crochets de la pince que par le lithotriteur : ces fragmens furent expulsés avec l'urine ; le malade n'éprouva aucun accident.

A la seconde séance, qui eut lieu le 23 , il me fut d'abord impossible de trouver la pierre ; elle était située au sommet de la vessie, qui touchait à l'ombilic, où on la sentait bien distinctement à travers les parois abdominales. Cette seconde séance eut le résultat le plus satisfaisant : beaucoup de détritus fut expulsé ; le malade commença à retenir l'urine.

A la cinquième opération, la pierre était tout-à-fait divisée ; à la neuvième, la guérison fut complète ; l'incontinence d'urine avait totalement cessé.

MM. Marjolin. Bally, Clément Saint-Rome, de Marseille , Mabit et Bancal, de Bordeaux, et Bonn, de Louvain, ont assisté à l'opération : le traitement n'a duré qu'un mois ; M. Anthoine est reparti entièrement guéri.

La pierre de M. Anthoine est la plus grosse que j'aie broyée ; mais elle était friable ; les crochets de la pince pénétraient dans sa substance ; une pression modérée suffisait pour en détacher la partie qui se trouvait saisie. Lorsque son volume fut diminué, elle put être embrassée par le litholabe, et l'opération devint très-prompte ; à la suite de chaque séance , le malade rendait une quantité considérable de fragmens assez volumineux ; il s'en trouva un qui ne put franchir le méat urinaire : j'en fis l'extraction.

La possibilité de débarrasser la vessie de tous les fragmens de la pierre a été fortement contestée. Depuis trois ans, que je fais l'application de la lithotritie , j'ai conservé des rapports avec tous les malades que j'ai opérés : la maladie ne s'est reproduite dans aucun cas.

J'ai pu extraire de la vessie un haricot, une parcelle de paille, et la barbe d'un épi (voyez les observations de MM. Laurent, de Reims , et Belin), qui présentaient les plus grandes difficultés. Il est bien évident que les fragmens de la pierre en offrent beaucoup moins, et que , par conséquent, ils doivent être plus facilement saisis.

Si un grand nombre des guérisons , dont plusieurs datent de trois ans, pouvaient encore paraître douteuses, je rapporterais ici quelques faits dans lesquels l'extraction complète de la pierre a été constatée par l'autopsie : il s'agit de malades que j'avais opérés, et qui ont succombé plus tard

à des maladies étrangères à l'opération. Je rappel-
lerai aussi l'observation de M. Gentil , que M. le
baron Larrey voulut sonder deux ans après l'o-
pération. Il s'assura que la vessie ne présentait
aucune trace de la pierre.

M. le général Viallanes , de Paris , âgé de cinquante-huit ans , éprouvait, depuis un an, des
symptômes qui pouvaient dépendre seulement
d'une inflammation chronique de la vessie ou de
l'existence d'un calcul vésical. Un traitement
méthodique contre la phlegmasie , dirigé par un
habile médecin , ne produisit que peu d'effet ;
on devait croire alors à l'existence d'un corps
étranger , d'autant plus que les symptômes de
cette maladie avaient une marche progressive.
Je fus appelé, et je fis l'exploration de la vessie en
présence de M. le professeur Fouquier ; je m'assurai qu'il y avait plusieurs petites pierres qui
pouvaient être facilement broyées.

Sept jours ont suffi pour le traitement préparatoire ; il n'a rien offert de particulier.

Le 20 avril 1826 , je commençai l'opération
en présence de MM. les professeurs Fouquier ,
Duméril, etc. : au moyen d'un instrument de trois
lignes introduit sans difficulté , et presque sans
douleur, un petit calcul fut de suite saisi, écrasé
et retiré. J'introduisis l'instrument une seconde
fois , et saisis un calcul plus volumineux , mais

friable. Cette séance ne dura que dix minutes : le malade souffrit peu , et n'éprouva ensuite aucun dérangement.

Les 23 et 29 avril, l'opération fut continuée , et terminée le 7 mai : M. le baron Ch. Dupin assistait à cette opération.

A la suite de la troisième séance , le général Viallanes éprouva un accès de fièvre de quelques heures.

Le malade était délivré de la pierre, et avait repris ses occupations ordinaires.

Plus de trois mois après , il fut frappé soudainement d'une maladie à laquelle il succomba dans l'espace de trois jours.

Voici le résultat de l'autopsie, à laquelle je n'ai pu assister, et qui m'a été communiquée par les praticiens qui l'ont faite.

« Les médecins soussignés certifient que, lors de l'ouverture du corps du maréchal-de-camp Viallanes, ils n'ont trouvé aucune lésion dans la vessie ni dans le canal de l'urètre ; que la membrane interne de ces deux organes était dans un état d'intégrité parfaite, et que sa couleur naturelle n'offrait aucune trace d'inflammation ; qu'en outre, il n'existait ni calculs ni graviers dans la vessie. Ils attestent que les reins, qui étaient gorgés de sang et ramollis, offraient les traces de l'inflammation chronique , probablement entretenue par la grande quantité de petits graviers qu'ils y ont trouvés.

» Ils déclarent aussi que la mort du général a été produite, non par une maladie de la vessie, mais bien par une fièvre rémittente pernicieuse qui a accompagné l'engorgement sanguin du cerveau, des poumons et de l'estomac.

» Ce certificat est un extrait du procès-verbal fait le 4 août 1826.

» Paris, 15 novembre 1826. »

*Signé :* Hureau, D. M. P.; Lefebvre, D. M. P.; Fouquier.

M. Huet, capitaine en retraite, souffrait depuis long-temps de la pierre; une affection asthmatique et un anévrisme avancé du cœur, ne permettaient pas de recourir à l'emploi de la cystotomie : un catarrhe vésical, ancien et très-intense, augmentait cet état fâcheux. Ces circonstances me firent hésiter long-temps sur le parti que j'avais à prendre; divers moyens furent d'abord employés pour combattre l'irritation de la vessie; ils produisirent de l'amélioration, et ensuite je me décidai à faire l'essai de ma méthode. Cinq séances ont suffi pour délivrer M. Huet d'une pierre de moyenne grosseur et très-friable; il n'a éprouvé qu'un accès de fièvre de quelques heures; le malade était donc guéri de la pierre, et même du catarrhe de la vessie. Peu de temps après, les symptômes de l'affection de poitrine augmentèrent d'intensité. Les soins qui lui furent prodigués par MM. Récamier, Petit et Brousseaud furent inutiles ; M. Huet succomba à sa maladie du cœur. L'autopsie, à laquelle je ne pus me rendre, fut faite en présence de MM. Petit, Brousseaud et Picher Grand-Champ ; elle a prouvé que la vessie était dans un état sain, et qu'elle ne contenait aucun fragment de la pierre.

M. Lebaigue, de Paris, âgé de soixante-un ans, fut traité pendant long-temps pour un catarrhe vésical : à la fin, on crut qu'il avait la pierre, dont l'existence fut constatée par le cathétérisme. M. Lebaigue recula devant l'opération de la taille, et se résigna à souffrir pendant deux ans : alors il me consulta. Je reconnus qu'il existait deux grosses pierres ; mais la vessie était dans un état à peu près sain ; l'urètre permettait l'introduction d'un gros instrument. Je pensai que la lithotritie était applicable.

Cette opération fut commencée le 24 juin 1824; l'instrument, introduit avec facilité, saisit promptement une des pierres ; mais j'éprouvai quelque difficulté à la fixer et à l'entamer. Le malade rendit, avec l'urine, un peu de détritus et plusieurs petits fragmens.

Neuf séances suffirent pour broyer et extraire deux pierres volumineuses ; après chaque opération , il sortit des fragmens d'une grosseur considérable : l'un d'eux avait sept lignes de longueur et cinq lignes de largeur.

Le 5 août, je fis une exploration définitive, et je reconnus que la guérison était complète.

Sans cause évidente , des douleurs se manifestèrent trois mois après dans l'hypocondre droit. Pendant tout le temps qui s'était écoulé depuis l'opération jusqu'à cette époque, le malade avait joui d'une bonne santé ; les douleurs , qui s'étaient déclarées à différentes époques depuis le commencement de la maladie, furent d'abord considérées comme ne provenant que d'une colique néphrétique ; elles continuèrent et firent croire à l'existence d'une maladie plus grave. Les moyens de tout genre qui furent employés ne produisirent aucun résultat avantageux : le malade mourut.

L'autopsie , faite en présence de MM. Ruette et Delattre , fit voir que le rein droit était désorganisé par la suppuration , qui formait un dépôt s'étendant jusqu'à l'arcade crurale et contenant à peu près une pinte et demie de liquide. Le rein gauche et la rate étaient dans un état presque sain ; le foie était dur et volumineux ; le canal alimentaire présentait des traces d'inflammation ; la vessie , peu spacieuse , n'offrait aucune altération, et ne contenait aucun fragment de pierre.

M. Dauza, sexagénaire, était affligé de la pierre depuis près de quatre années, lorsqu'il vint à Paris se faire opérer d'après ma méthode. Paralysie de la vessie, urines glaireuses et fétides, œdématie permanente des extrémités inférieures, teint pâle, bouffissure de la face, maigreur extrême, inappétence, respiration gênée, ventre habituellement tendu : tel était l'ensemble des symptômes qu'on observait chez M. Dauza lorsqu'il me fut adressé le 12 octobre 1825 par M. Fleury, chirurgien en chef de l'hôpital de Clermont (Puy-de-Dôme). Dans cet état de choses, je n'ai dû appliquer ma méthode que comme une dernière ressource, et parce que l'emploi de tout autre moyen était contre-indiqué. Il n'y avait pas de préparation à faire quant à l'urètre : le malade portait habituellement des sondes depuis un an ; j'ai donc procédé immédiatement à l'opération. La pierre, du volume d'une noix, et d'une nature calcaire, a été saisie et attaquée sans peine ; le frottement, exercé par les branches de la pince sur les parois de la vessie, a paru ranimer la contractilité de ce viscère. Après la deuxième séance, le malade a commencé à uriner sans le secours de la sonde, et, successivement, le cours de l'urine s'est rétabli ; le détritus produit par le broiement du calcul a été retiré à chaque reprise de l'opération, et à

la neuvième séance, l'extraction de la pierre a
été complète : les urines ont perdu leur fétidité ;
les fonctions digestives ont repris leur vigueur ;
le ventre est devenu souple ; la respiration libre ; l'œdématie des jambes a diminué ; le malade a recouvré ses forces. MM. Gimelle, Doucet,
Briot, Mornac, Tétu, etc. , ont été témoins de
cette opération.

M. Dauza est celui de mes malades dont l'état
était le plus fâcheux : la paralysie de vessie existait depuis un an ; l'équilibre était dérangé dans
l'exercice de la plupart des fonctions. La lithotritie présentait bien peu de chances de succès ;
elle a cependant réussi. L'opération offrit de
grandes difficultés ; les fragmens de la pierre
n'étaient pas expulsés, comme cela a lieu ordinairement ; il fallut retirer jusqu'au détritus.
Après l'extraction du calcul, les complications
de la maladie de la vessie ont en grande partie cessé ; le malade a promptement repris ses
forces, et son état s'est amélioré au point qu'il
a pu faire, très-peu de jours après l'opération,
et sans s'arrêter , le trajet de Paris à Clermont.

La nécessité d'extraire tous les fragmens et
même le détritus de la pierre , a rendu cette
opération plus longue ; mais elle était peu douloureuse, malgré l'irritabilité extrême du malade.
Vers la fin du traitement, M. Dauza venait à pied

chez moi pour se faire opérer, et s'en retournait de la même manière après l'opération.

L'expérience m'a prouvé que les douleurs ne cessaient entièrement qu'après l'extraction des derniers fragmens; quoique petits, ils produisent, par leurs aspérités, une irritation considérable. Ce fait a été remarqué principalement dans les observations que je vais rapporter.

M. Azille, âgé de soixante-six ans, concierge au château des Tuileries, avait la pierre depuis dix-huit mois; il éprouva d'abord quelques difficultés à uriner, et un prurit incommode au bout de la verge; bientôt l'exercice à pied ou en voiture fut suivi d'émissions d'urine sanguinolente; les douleurs devinrent telles qu'il fut obligé de cesser ses occupations. Il consulta alors M. Dupuytren, qui reconnut la pierre, et proposa d'en faire l'extraction par un procédé nouveau. M. Azille y consentit, et entra dans une maison de santé. Le jour était fixé; le malade n'avait sans doute pas compris la proposition de M. Dupuytren; car dès qu'il vit les apprêts de l'opération, il refusa de s'y soumettre en disant que pour l'application de la *nouvelle méthode* on n'attachait pas le malade; il ne s'agissait en effet que d'une modification de la cystotomie. M. Azille sortit de la maison de santé, et dès le lendemain il vint me consulter.

Après avoir constaté la présence de la pierre, j'eus la conviction que la lithotritie était applicable.

Je commençai le traitement préparatoire. Des sondes de gomme élastique furent chaque jour introduites dans l'urètre pour en diminuer la sensibilité, et chaque fois le malade les gardait dix minutes; un traitement général convenable fut prescrit et suivi pendant dix jours.

Le 17 octobre 1824, je fis la première tentative en présence de MM. Dupuytren, Distel, Thévenot, Devèze, Marc, Sue, Kéraudren, Deguise, Beauchêne, Miquel, Aumont, Nauche, Southon, etc.

Des explorations répétées, faites par M. Dupuytren, pour constater la présence de la pierre, avaient été inutiles : alors j'introduisis mon instrument, et je fus assez heureux pour trouver la pierre sur-le-champ, la saisir et l'attaquer en différens sens. L'opération dura environ douze minutes; je retirai l'instrument, qui contenait quelques fragmens de la pierre; une assez grande quantité de détritus sortit avec les premières urines. Cet essai ne fut suivi d'aucun accident, quoique le malade eût beaucoup souffert par les explorations qui avaient précédé mon opération.

Le 22, je fis une nouvelle séance : plusieurs fragmens de pierre furent extraits, et une grande quantité de détritus expulsée : l'état général du malade continua d'être satisfaisant.

Le 28, je l'opérai pour la troisième et dernière fois, en présence des mêmes personnes et de M. le professeur Flamant de Strasbourg. L'opération fut prompte, facile, et terminée par l'extraction d'un fragment de calcul dont le volume surprit tous les assistans.

Dès lors le malade se sentit tellement soulagé qu'il se refusa à toute exploration ultérieure.

Peu de temps après, le retour des douleurs chez M. Azille me fit penser qu'il restait encore un fragment de pierre dans la vessie. Le malade consentit à ce que je fisse de nouvelles recherches dont le résultat fut l'extraction d'un fragment qui se trouvait recouvert d'une couche de phosphate calcaire : dès ce moment la guérison fut complète.

J'ai appris par le docteur Marchant, qu'environ une année après, M. Azille avait succombé presque subitement, à un cancer de l'estomac.

M. Guilbert, de Dijon, âgé de trente-cinq ans, avait la pierre depuis trois années ; il vint à Paris le 27 août 1825, pour se faire traiter. La première exploration de la vessie fut assez douloureuse ; mais le séjour des sondes flexibles dans l'urètre diminua par degrés la sensibilité de ce canal.

Le 17 septembre, je commençai l'opération ;

dans un premier essai, la pierre fut saisie avec promptitude et facilité ; je l'attaquai sur deux points différens : le malade souffrit peu. Une légère irritation, qui s'était manifestée immédiatement après, se dissipa le lendemain.

Le 27, le broiement fut continué, et j'obtins le même résultat que dans la première séance ; une troisième opération eut lieu le 6, et le broiement fut terminé le 8. A quelques jours de là, je découvris qu'il existait encore dans la vessie de petits fragmens de pierre, dont je fis de suite l'extraction. M. Guilbert souffrit peu pendant toute la durée de son traitement, et n'éprouva que quelques légers accès de fièvre.

M. Wiebel, premier chirurgien du roi de Prusse, M. Carpue, de Londres, et plusieurs autres praticiens distingués, suivirent cette opération. M. Guilbert, dans la persuasion que sa guérison était complète, hâta trop son départ pour Dijon, ce qui m'empêcha de faire une exploration définitive.

J'appris plus tard qu'un gravier assez volumineux était sorti avec les urines ; mais les coliques néphrétiques que le malade éprouvait à cette époque, peuvent faire croire que ce gravier était descendu des reins ; au reste la santé générale du malade continue d'être bonne.

Un état d'irritation extrême est sans doute une

circonstance défavorable dans l'application de ma méthode : elle ne suffit cependant pas pour en repousser l'emploi, pourvu que la pierre soit petite, lors même que l'on ne parviendrait pas à calmer cette irritabilité par un traitement approprié.

M. Sève, de Nîmes, âgé de quarante ans, n'avait la pierre que depuis une année ; les douleurs devinrent tout à coup très-intenses. Il se rendit à Montpellier, où le professeur Lallemand le sonda, trouva la pierre, et conseilla la taille. Ce savant praticien, profondément pénétré de la triste incertitude de la cystotomie, et voulant remplir des devoirs qu'un chirurgien en pareil cas ne devrait jamais oublier, engagea M. Sève à faire ses dernières dispositions. Mais le docteur Martin, de Nîmes, parent du malade, crut qu'on devait d'abord essayer la lithotritie. M. Sève vint donc à Paris ; il fut adressé à M. le professeur Alibert, premier médecin du Roi, en présence duquel je fis une première exploration, et m'assurai que la vessie ne contenait qu'une pierre qui pourrait être broyée, malgré l'irritabilité excessive du malade.

L'opération fut commencée le 15 juillet 1826 ; la pierre, promptement saisie, ne fut que légèrement entamée : sa forme aplatie présentait des difficultés pour la fixer.

Six autres séances eurent lieu ; une d'elles ne produisit aucun résultat.

Le traitement fut interrompu par un dérangement dans les fonctions digestives, accompagné d'accès de fièvre et de symptômes nerveux très-marqués. Le praticien distingué que je viens de nommer, parvint bientôt à faire disparaître ces accidens.

A la suite des premières séances, une contraction spasmodique du col de la vessie rendit l'émission des urines difficile et douloureuse ; à la fin, cet état nerveux avait cessé.

Malgré ces obstacles, j'obtins tout le succès que je pouvais désirer. M. Sève est complètement guéri.

L'opération a été faite en présence du professeur Alibert, de MM. Janin, de Saint-Just, Saint-Rome, de Marseille, et de plusieurs autres praticiens.

Cet état d'irritation des malades peut tenir à une circonstance particulière, et l'on réussit quelquefois à la faire cesser entièrement. Dans l'observation suivante elle était produite par une affection morale.

M. Perin Lepage, âgé de quarante-cinq ans, arquebusier à Paris, était depuis un an affligé d'une maladie des organes urinaires ; il consulta plusieurs chirurgiens. La nature des symptômes avait fait présumer qu'il existait un calcul vésical ; à la fin, on le reconnut par le cathétérisme. Consulté peu de temps après, je m'assurai de l'existence, et, approximativement, du volume du corps étranger; de l'état de la vessie et de l'urètre. Le malade fut soumis à l'usage des sondes flexibles, dans l'intention de diminuer la sensibilité de ce canal; il les supportait sans douleur.

Le neuvième jour, j'étais sur le point de commencer l'opération lorsqu'il se déclara une fièvre intense , accompagnée de douleurs très-vives dans la région lombaire ; de besoins fréquens d'uriner, et de fortes émissons chaque fois que le malade rendait , en très-petite quantité , une urine glaireuse et ammoniacale; la fièvre revenait par accès qui se prolongeaient, et qui étaient accompagnés de symptômes nerveux très-prononcés : ces accidens furent combattus par l'emploi des antiphlogistiques.

Depuis le commencement de sa maladie, M. Perin avait déjà éprouvé plusieurs de ces mouvemens fébriles violens, dont l'apparition n'avait rien de régulier. Celui que j'observai dura plus de quinze jours.

Ce ne fut que le 18 juillet, que je commençai l'opération, à laquelle se trouvaient plusieurs praticiens, entre autres MM. Brown, Marc, et MM. les professeurs Richerand et Recamier. Un instrument de trois lignes fut introduit avec facilité; mais avant que j'eusse fait écarter les branches de la pince, M. Perin, auquel on avait inspiré des craintes en lui persuadant qu'il était exposé à ce que sa vessie fût pincée et même perforée pendant l'opération, s'agitait, et se raidissait malgré lui. Ces mouvemens convulsifs qui rendaient l'opération plus difficile et plus douloureuse, me mirent dans la nécessité de la suspendre presque aussitôt que la pierre eut été saisie et attaquée. L'instrument retiré, la pince contenu de petits fragmens de la pierre ; d'autres sortirent ensuite avec l'urine, surtout après le bain.

Les craintes du malade furent entièrement dissipées par le résultat de cette première tentative; il était le lendemain dans l'état où il se trouvait la veille; les douleurs vives qu'il éprouvait depuis long-temps en urinant, et qui continuaient avec la même force, et ses besoins fréquens d'uriner me firent ajourner la reprise de l'opération jusqu'au 31.

Autant M. Perin s'agitait lors du premier essai, autant il se montra calme et résolu au second ; l'introduction de l'instrument fut facile ; la pierre put être saisie, broyée, retournée et écrasée, sans que le malade fît le moindre mouvement. Plusieurs morceaux du calcul se trouvèrent dans la pince lorsque je la retirai; le soir de l'opération et le lendemain, M. Perin rendit beaucoup de détritus et quelques fragmens. Le surlendemain, il y eut diminution notable dans tous les symptômes morbides : besoins d'uriner moins fréquens, liquide rendu limpide et sans odeur, jet de l'urine continu ; tout faisait présumer que la guérison était complète : une exploration, faite le 5 août, m'en donna la certitude.

Depuis cette époque, le malade n'a éprouvé aucun symptôme morbide dans les voies urinaires. On a vu qu'il était poursuivi par la crainte du retour de la pierre, en même tempsqu'on lui avait dit que mon instrument pouvait se rompre dans la vessie, et que celle-ci pouvait être pincée et même perforée ; on lui avait aussi persuadé qu'il était presque impossible de retirer tous les fragmens de la pierre lorsqu'elle était broyée, et que les morceaux restés devaient former le noyau d'autant de pierres nouvelles. L'expérience a démontré que ces assertions étaient sans fondement; elle a en même temps dissipé toutes les inquiétudes de M. Perin, qui n'a pas cessé depuis l'opération de jouir de la meilleure santé.

De loin à loin, ses urines charrient un petit sable fin rougeâtre, quelquefois très-abondant. Cet état des urines, réuni à une disposition héréditaire, devait jusqu'à un certain point faire penser qu'un nouveau calcul pourrait se former;

les craintes ont été vaines : j'ai prescrit le régime végétal, des boissons aqueuses abondantes, et quelques substances alcalines dont on a soin de varier la forme, et d'interrompre l'usage de temps en temps.

J'ai parlé d'une disposition héréditaire ; cette famille en offre un exemple remarquable. La mère de M. Perin avait eu la pierre, et cette maladie a affligé pendant long-temps un des enfans de celui-ci. Ce jeune infortuné, à peine âgé de neuf ans, était réduit par les souffrances à un grand degré de marasme ; il a été emporté par une affection rénale.

Un second fils puîné de M. Perin, éprouve quelques symptômes de la maladie à laquelle a succombé son frère.

Quelques chirurgiens avaient pensé, mais à tort, que les engorgemens de la prostate devaient repousser l'emploi de la lithotritie ; les difficultés qu'ils opposent à l'introduction des instrumens droits sont en général surmontées au moyen des précautions que j'ai indiquées au chapitre V. Ces engorgemens rendent, il est vrai, l'opération plus difficile, mais ils n'ont suffi dans aucun cas pour y faire renoncer, ainsi que le prouvera l'observation suivante, dans laquelle cet engorgement était considérable, et se trouvait réuni à plusieurs autres circonstances désavantageuses ; cependant l'opération a réussi.

M. Lucotte, chanoine de Notre-Dame, âgé de cinquante-six ans, éprouvait depuis environ dix mois la plupart des symptômes qui font croire à l'existence d'un calcul dans la vessie. Le moindre exercice augmentait ses douleurs d'une manière remarquable ; le malade fit appeler M. Lisfranc, qui s'assura par le cathétérisme de la présence de la pierre. Le bec de la sonde, parvenu à la portion prostatique de l'urètre, rencontra un osbtacle qui ne fut surmonté qu'après plusieurs tentatives. La pierre reconnue, je fus appelé le 16 novembre 1825.

L'irritabilité extrême de l'urètre ; l'engorgement considérable de la prostate ; une douleur permanente au périnée, aux testicules, à la région hypogastrique ; un état fébrile continuel, exigeaient un traitement approprié avant l'opération. Nous fûmes d'avis, MM. Fizeau, Lisfranc et moi, de commencer par l'emploi des antiphlogistiques ; on prescrivit successivement plusieurs applications de sangsues, des cataplasmes, des lavemens émolliens, et ensuite les résolutifs, les frictions avec l'hydriodate de potasse, les lavemens camphrés ; enfin de légers laxatifs répétés tous les huit jours. L'emploi de ces moyens produisit une amélioration sensible ; cependant l'engorgement de la prostate et l'irritabilité de l'urètre restèrent stationnaires.

Ce traitement préparatoire fut continué jusqu'au 25 mars 1826; on observa, à différentes époques, des exacerbations, soit dans l'état fébrile, soit dans les douleurs produites par la pierre. Un engorgement de testicule vint se joindre à cet état pénible.

Dès que ces accidens furent calmés, on se réunit pour s'assurer si l'irritabilité du malade et le volume de la prostate ne s'opposeraient pas à l'introduction des instrumens propres à broyer la pierre; je parvins à surmonter les difficultés, mais il se manifesta des mouvemens nerveux tellement violens que je ne pus ouvrir la pince; l'instrument fut retiré. Je communiquai à MM. Fizeau et Lisfranc, qui étaient présens, le peu d'espoir que l'on pouvait conserver de délivrer le malade par la lithotritie.

M. Lucotte n'éprouva aucun dérangement de cet essai, ce qui m'encouragea à le renouveler le 1er avril. Je n'obtins pas de résultats plus satisfaisans, mais il n'eut pas de suites plus fâcheuses.

Le 8 du même mois, je fis une nouvelle tentative; cette fois la pince fut ouverte, et une petite pierre saisie et broyée; quelques fragmens furent extraits avec la pince; le reste sortit avec l'urine. A l'anxiété qu'éprouvait M. Lucotte relativement au résultat de cette opération, succéda l'espoir d'une prompte guérison. Ce changement produisit une amélioration sensible dans l'état de sa santé.

Le 15, nouvelle tentative; mêmes difficultés; même résultat. Le malade souffrit un peu moins, et n'éprouva aucun accident.

Huit jours après, les douleurs produites par la pierre prirent tout à coup un accroissement considérable; les urines devinrent glaireuses et ammoniacales, et le besoin de les rendre était fréquent et accompagné de beaucoup de douleurs : il y eut exaspération de l'état fébrile, douleur et tuméfaction du testicule qui s'était précédemment engorgé. Cet état dura jusqu'au 2 mai; un fragment de pierre fut extrait ce jour-là avec assez de facilité et beaucoup de promptitude; il n'y eut aucun accident.

Les 6, 13 et 16 de ce mois, je fis de nouvelles tentatives, qui n'eurent pas le même résultat. J'eus beaucoup de peine à rencontrer la pierre; le malade souffrit un peu plus, cependant il n'éprouva aucun accident immédiat : bientôt il devint triste, morose, et perdit l'appétit, le sommeil; la fièvre devint plus intense et continue; un gonflement œdémateux s'empara de la verge, du scrotum; enfin des accidens nerveux et le délire se joignirent à cet état fâcheux. L'engorgement du

testicule augmenta, et l'on eut recours aux sangsues, aux cataplasmes émolliens; au bout de huit
jours, il y eut une amélioration sensible ; elle fut
lente, mais progressive. Après deux mois et demi
d'un traitement très-méthodique, le malade était
ramené à l'état où il se trouvait auparavant.

Une petite pierre placée au col de la vessie
fut saisie, broyée et extraite le 27 juillet, en
présence de M. le professeur Fizeau ; l'instrument traversa la portion prostatique de l'urètre
avec beaucoup plus de facilité que dans les premiers essais.

Le 31, nouvelle tentative aussi heureuse.

Le 11 et le 18 août, il fut impossible de saisir
la pierre. J'étais alors décidé à ne plus continuer
l'opération ; je réunis MM. Lisfranc et Fizeau,
afin de nous concerter sur le moyen le plus
convenable pour soulager le malade ; mais
M. Lucotte n'ayant éprouvé aucun accident,
n'ayant pas même eu d'accès de fièvre après les
divers essais qui avaient été faits, il fut décidé
qu'on les renouvellerait ; d'ailleurs le malade se
refusait à l'opération de la taille.

Le 22, je fis donc une nouvelle tentative ; je
pris un instrument plus volumineux que celui
dont je m'étais déjà servi. Je saisis presque sur-
le-champ une pierre du volume d'une amande ;
elle fut broyée et en partie retirée avec la pince.

Dans la journée, M. Lucotte rendit avec les urines ce qui restait de cette pierre.

Trois autres tentatives faites le 25, le 29 août
et le 1er septembre, terminèrent le traitement ;
l'urine entraîna une grande quantité de poudre
un peu grosse, et des fragmens assez volumineux ;
la guérison fut alors complète.

D'un état de souffrances vives et prolongées,
M. Lucotte passa subitement à l'état de santé.
Les urines cessèrent d'être troubles et fétides ;
leur émission fut moins fréquente et sans douleur ; les mouvemens de toute espèce devinrent
faciles ; le malade récupéra bientôt ses forces,
et un sommeil réparateur succéda à l'agitation
des nuits antérieures.

Le 8 septembre, il reprit ses fonctions sacerdotales, qu'il avait été forcé de suspendre depuis long-temps.

Le 5 octobre, M. Lucotte partit pour la campagne, où sa santé se rétablit en peu de jours.

Les réflexions suivantes se rattachent naturellement à ce fait important. Après un examen
très-attentif, j'avais cru que ce malade n'était
pas susceptible d'être opéré par la lithotritie à
cause du volume de la prostate et de l'irritabilité
extrême du sujet.

Pour introduire un cathéter ordinaire, il fallait abaisser fortement la main afin de faire suivre

au bec de l'instrument la courbure très-prononcée du canal, produite par le gonflement de la prostate ; cette disposition rendait extrêmement difficile l'introduction d'une sonde droite : elle présentait aussi de grandes difficultés pour saisir les calculs, qui étaient petits, et se plaçaient, malgré toutes les précautions, derrière le col de la vessie.

A cette disposition fâcheuse, se joignait une irritabilité du sujet telle que l'introduction des sondes produisait des mouvemens convulsifs ; le malade se raidissait au point que l'on voyait sa figure couverte de sueur. Les mêmes symptômes, il est vrai, étaient observés presque toutes les fois que les urines étaient expulsées. La première tentative d'opération produisit de l'irritation, quoiqu'on n'eût fait aucun mouvement et que la pince n'eût pas été ouverte.

Les tentatives subséquentes produisirent le même effet ; mais il n'y eut jamais de suites fâcheuses, pas même d'accès de fièvre.

Un engorgement du testicule survint pendant le traitement ; le même accident avait eu lieu avant de commencer l'opération. Quoique le dernier ait été plus intense que le premier, je ne saurais l'attribuer à l'opération, puisque plusieurs tentatives ont été faites ensuite même avant que l'engorgement fût dissipé, et il ne s'est manifesté aucun changement.

L'état des organes avant l'âge de la puberté devait, disait-on, s'opposer à l'emploi de ma méthode chez les enfans. Dans un grand nombre de cas, j'ai employé un instrument de deux lignes pour broyer et extraire de petits calculs ou des fragmens de pierre. On peut se servir de ces instrumens chez des malades de trois ou quatre ans, et si la pierre est très-petite, l'opération aura tout le succès désiré.

J'ai appliqué ma méthode avec succès chez un enfant de treize ans, dont les organes étaient peu développés, et chez lequel la maladie était très-ancienne.

Henri Galle, de Dunkerque, âgé de treize ans, souffrait de la pierre depuis sept ans; le malade avait continuellement des coliques néphrétiques qui étaient devenues extrêmement intenses; il rendait fréquemment et avec beaucoup de douleur des urines glaireuses et lactescentes; la vessie était cependant dans un état à peu près sain, et contenait deux pierres du volume de grosses amandes. Le malade et ses parens redoutaient beaucoup la cystotomie; je fis l'essai de la lithotritie le 30 mai 1826.

L'introduction d'un instrument de deux lignes fut très-facile; la pierre fut saisie et atta-

quée en deux sens; le malade souffrit très-peu,
et n'éprouva ensuite aucun accident. Tous les
deux jours l'opération fut continuée; le volume
et la dureté des pierres prolongèrent la durée du
traitement, qui fut interrompu à trois reprises
par le retour de coliques néphrétiques portées
à un très-haut degré.

A la fin l'opération présenta des difficultés
particulières; des fragmens de pierre assez volumineux franchissaient facilement le col de la
vessie; mais ils s'arrêtaient dans la partie membraneuse de l'urètre, d'où je les ai retirés ensuite
avec quelques difficultés, et non sans faire éprouver des douleurs au malade. Plusieurs fois même,
j'ai été forcé de les repousser dans la vessie pour
les broyer; à la fin de septembre, le jeune malade partit complètement guéri.

Plusieurs considérations se rattachent à cette
observation; elle prouve d'abord que ma méthode
est applicable aux enfans. Henri Galle n'était âgé
que de treize ans, et son développement avait
été retardé par l'ancienneté de sa maladie. Ses
organes génito-urinaires paraissaient appartenir à
un enfant de quatre ou cinq ans. Cette circonstance me força de me servir d'un instrument
de deux lignes, qui ne doit être employé qu'avec
beaucoup de précautions. Les pierres, quoique
d'un volume médiocre, étaient peu en rapport

avec le développement de la pince et l'action du lithotriteur ; cela explique la longueur du traitement. Le col de la vessie et la portion prostatique de l'urètre sont très-dilatables chez les enfans, ce qui paraît tenir à la mollesse et au petit volume de la prostate ; les portions bulbeuse et spongieuse le sont beaucoup moins, aussi les fragmens de pierres qui avaient traversé le col de la vessie, ne pouvaient pas franchir le reste du canal.

J'ai observé que pendant l'opération, la verge était dans un état d'érection, et que la vessie se contractait à peine. Les urines que le malade rendait ensuite n'étaient jamais sanguinolentes ; on peut en attribuer la cause au peu de développement du système vasculaire dans les parties génitales avant la puberté.

Jules Périn, âgé de neuf ans, et dont j'ai déjà parlé, avait la pierre depuis plusieurs années ; les vives souffrances qu'il éprouvait. tant dans la vessie que dans les reins, avaient retardé sa croissance ; à un état fébrile continuel, avec des exacerbations violentes et rapprochées, se joignaient des douleurs aiguës dans la région des reins, et des envies fréquentes d'uriner avec émission douloureuse d'une urine lactescente ; un dépôt semblable à de la farine délayée s'y formait par le refroidissement. Cet état fâcheux réuni au peu de docilité de l'enfant, et aux écarts de régime qu'il commettait sans cesse, ne permettait pas d'espérer que l'application de la lithotritie pût être faite avec succès. J'ai dû cependant m'assurer du volume de la pierre ; j'introduisis avec facilité un instrument de deux lignes; la pierre fut saisie malgré les mouvemens du malade, et un petit fragment en fut même détaché.

Cet essai ne produisit aucun dérangement dans la santé du jeune Périn ; peu d'heures après il jouait avec ses frères. Ses parens insistèrent pour que je fisse un autre essai ; il eut le même résultat.

Cependant la pierre, que je jugeai du volume d'une petite noix et fort dure, aurait exigé un grand nombre de séances que l'enfant n'aurait pas supportées ; l'état des reins m'inspirait de grandes inquiétudes ; je crus ne pas devoir continuer, et attendre la fin des chaleurs de l'été pour prendre une détermination.

Pendant les mois d'août et de septembre, Jules Périn se trouva dans un état assez satisfaisant : les accès de fièvre étaient aussi rapprochés ; mais ils avaient moins de durée et d'intensité.

Au mois d'octobre, les douleurs de reins reparurent avec une nouvelle force ; la fièvre devint continue ; les urines, plus chargées de glaires et de matière purulente, exhalaient une odeur fétide ; leur émission fut plus fréquente et très-douloureuse ; le malade succomba dans un état de marasme.

*Autopsie.* Les reins désorganisés par la suppuration, le droit du volume du poing ; les uretères dilatés contenaient un fluide purulent ; leur face interne présentait des traces d'inflammation ; la vessie renfermait un calcul oblong légèrement aplati, de quatorze lignes de longueur sur onze de largeur et sept d'épaisseur ; il était formé d'une couche mince de phosphate ammoniaco-magnésien, recouvrant une couche beaucoup plus épaisse d'acide urique ; le noyau, assez gros, était formé d'oxalate de chaux ; ce calcul desséché pesait deux gros et demi ; membrane muqueuse de la vessie, d'un rouge brun ; parois de ce viscère épaissies ; enfin la face interne du canal alimentaire présentant quelques points légèrement enflammés.

L'introduction d'un instrument droit chez les enfans, n'est pas aussi difficile qu'on serait porté à le croire d'après la disposition anatomique des parties ; la courbure de l'urètre situé au-dessous de l'arcade des pubis est plus marquée ; mais il est très-facile de l'effacer : la portion prostatique ne présente aucune difficulté.

Lorsque la pierre est saisie et fixée, il faut

tenir l'instrument dans une position horizontale, pour que la pince n'appuie pas sur le bas fond de la vessie. Les mouvemens nécessaires pour saisir, fixer et broyer la pierre, doivent être faits avec le plus grand soin à cause du moindre degré de résistance de l'instrument.

Il y a une autre précaution à prendre, c'est de réduire la pierre en poudre autant que possible, la solidité des pinces ne permettant pas d'écraser les fragmens, comme on le fait chez les adultes ; d'ailleurs l'étroitesse du canal s'oppose à leur expulsion avec l'urine.

L'on avait pensé que l'introduction fréquemment répétée de mes instrumens pouvait avoir des suites fâcheuses ; voici le résultat de l'expérience à cet égard.

Lorsque l'existence de la pierre n'est pas compliquée par des altérations organiques profondes, soit de la vessie, soit des reins, on peut sans danger et même sans inconvéniens, multiplier les séances : j'ai observé que presque toujours, les douleurs de l'opération devenaient faibles de plus en plus; la vessie semble s'habituer à la présence des instrumens, comme l'urètre au séjour des sondes.

Aux observations que j'ai rapportées à l'appui de ce fait, j'ajouterai la suivante, qui est la plus remarquable.

M. Cortial, de Paris, âgé de cinquante-six ans, était malade depuis huit ans; le premier médecin qui fut appelé crut reconnaître l'existence d'un embarras gastrique, et ordonna l'émétique. M. Cortial se porta mieux pendant quinze jours, et retomba ensuite dans son état de souffrances.

Un autre praticien pensa que la maladie était de nature rhumatismale : pendant long-temps on hésita sur le traitement convenable en pareil cas. Le malade continuant de souffrir, prit le parti de consulter un troisième médecin, qui se borna à prescrire quelques antiphlogistiques; mais les douleurs allaient en augmentant : alors on appela M. Marjolin, qui reconnut l'existence de la pierre. Ce professeur ne crut pas que le cas fût favorable à l'opération de la taille, surtout à cause de l'embonpoint considérable du sujet ; il proposa l'essai de la lithotritie; je fus appelé.

Le 21 mai 1824, je fis le premier essai; l'introduction d'un instrument de trois lignes fut très-difficile à cause de l'état maladif de la prostate; cependant une petite pierre fut saisie, écrasée et extraite.

Dans le courant du mois de juin, je fis quatre tentatives inutiles; mais le malade en fut si peu incommodé qu'il continua à se livrer à ses occupations ordinaires.

Le 2 juillet, je continuai mes tentatives avec plus de succès; un calcul fut saisi et attaqué en deux sens.

Les 10, 14, 19 et 26, l'opération fut répétée, et chaque fois, je parvenais à détacher de la pierre des fragmens plus ou moins considérables. Pendant les mois d'août et de septembre, je fis un grand nombre d'opérations qui furent toutes fructueuses; la longueur du traitement et des occupations que le malade ne pouvait suspendre, nécessitèrent un certain intervalle entre chaque séance, de manière que ce ne fut qu'à la fin de septembre que le broiement put être considéré comme à peu près terminé.

Quelques mois après, M. Cortial éprouva de nouvelles douleurs qui firent croire à l'existence d'un nouveau calcul; je fis une exploration avec l'instrument, et m'assurai que la vessie contenait un corps tellement friable qu'il fut divisé par la pression d'une très-petite pince. Ce calcul, entièrement formé de phosphate de chaux, était poreux et très-léger; les fragmens de cette nature sont difficilement expulsés avec l'urine; trois séances suffirent pour les retirer entièrement.

La santé de M. Cortial s'améliora insensiblement; mais au bout de trois mois les douleurs se reproduisirent. Je fis une exploration, et reconnus qu'une petite quantité de matière

14

calcaire s'était agglomérée ; j'en fis l'extraction , et le malade se trouva soulagé de nouveau. Mais il est à craindre que M. Cortial ne soit souvent dans la nécessité de recourir à la lithotritie. Je n'ai pas rencontré de calculeux chez lesquels la pierre se soit formée avec autant de promptitude.

Ce qui prouve surtout l'absence du danger dans l'application de la lithotritie, lorsqu'elle est faite avec les précautions convenables , ce sont divers essais tentés sans ménagemens avec des instrumens imparfaits et même dangereux.

J'ai parlé du premier de ces essais , dans lequel M. J. Leroy ne put parvenir à saisir la pierre, malgré des tentatives réitérées : la vessie fut pincée , et l'opérateur éprouva de la difficulté à retirer l'instrument.

Dans deux autres tentatives faites , l'une avec l'instrument de M. Lukens , l'autre avec un instrument à poche à peu près semblable à ceux qu'a proposés M. J. Leroy , la pierre n'a pas été saisie ; les instrumens ont été forcés ; on a eu de la peine à les retirer, et les malades ont beaucoup souffert ; cependant on est parvenu à calmer les accidens qui s'étaient déclarés.

Un quatrième essai a été tenté à l'Hôtel-Dieu, au mois d'août 1826, par le docteur Meirieu , qui avait fait quelques changemens à mes instrumens. Cette expérience fut accompagnée de circonstances graves ; le malade éprouva de vives douleurs ; la pierre ne put être fixée ; la vessie fut pincée, et, lorsqu'on retira l'instrument, on crut qu'il y avait entre ses branches une portion de la membrane muqueuse de ce viscère. Il survint une hémorrhagie qui continua pendant trois jours ; une fièvre intense, un engorgement considérable de testicule, tels furent les principaux accidens qui se déclarèrent, mais que l'on parvint à arrêter. Le malade fut ensuite taillé d'après la méthode recto-vésicale : il succomba au bout d'un mois.

L'observation suivante prouvera que des expériences faites sans précaution, et même avec des instrumens imparfaits, peuvent, dans quelques cas, être répétées sans de grands dangers pour le malade ; cette observation prouvera aussi ce que j'ai avancé en parlant des modifications faites à mon appareil instrumental.

M. Courtois, de Sceaux, cultivateur, âgé de soixante-quatre ans, éprouvait depuis plusieurs années les douleurs de la pierre. Il vit le docteur Pasquier fils, qui lui conseilla d'entrer dans une maison de santé et de faire appeler M. Heurteloup : le malade s'y rendit le 21 décembre 1825. Pendant plus de sept mois que M. Courtois est resté dans cet établissement, on a fait de longues et nombreuses tentatives pour broyer la pierre ;

mais elles ont été inutiles ; quelques-unes ont même donné lieu à des accidens graves.

Fatigué enfin d'un traitement aussi pénible qu'infructueux, M. Courtois vint me consulter le 12 août 1826 ; je reconnus que la vessie, très-irritable, contenait une pierre assez volumineuse ; le cathétérisme produisait de fortes douleurs : le malade souffrait beaucoup chaque fois qu'il urinait ; cependant je reconnus la possibilité de faire l'application de ma méthode.

Deux jours après, je commençai l'opération en présence de MM. les docteurs Jouanneau, Arnim et Wessely ; j'employai un instrument de trois lignes ; il rencontra, à trois pouces du méat urinaire, un léger obstacle que le malade attribuait à une déchirure du canal, occasionée par la sortie des instrumens lors des dernières tentatives qui avaient été faites par M. Heurteloup. Cependant cet obstacle franchi, l'instrument pénétra sans peine dans la vessie ; une pierre, du volume d'une grosse noix, fut saisie et attaquée sur trois points ; la grosseur de la pierre, l'irritabilité de la vessie, qui ne pouvait contenir qu'une petite quantité de liquide, rendirent cette première séance assez douloureuse ; mais elle ne fut suivie d'aucun accident : une assez grande quantité de détritus et de petits fragmens furent expulsés. Le lendemain, le malade put sortir et

se promener sans en éprouver aucun inconvénient.

Trois jours après, je recommençai l'opération,
qui fut moins douloureuse et ne présenta aucune
espèce de difficulté.

Les 20, 24 et 28, je continuai le broiement
avec le même succès ; chaque fois j'entamais
profondément la pierre , et le malade en rendait
des fragment assez volumineux. Dès ce moment
il éprouva une amélioration sensible, qui me fit
croire que l'opération était à peu près terminée ;
en effet , la vessie ne contenait plus que quelques petites parcelles de pierre qui furent retirées
le 2 septembre , au moyen d'une petite pince à
trois branches.

M. Courtois se sentit si bien qu'il se rendit
à pied de Paris à Sceaux, où il a repris ses occupations ordinaires : il continue de jouir d'une
bonne santé.

Des tentatives infructueuses , répétées pendant plus de sept mois sur ce malade , font apprécier les *perfectionnemens* que M. Heurteloup a
prétendu faire à mon appareil instrumental. L'o-
pération de M. Courtois ne m'a présenté aucune
difficulté ; cinq séances de dix minutes chacune,
faites dans l'espace de dix-huit jours, ont suffi
pour broyer et extraire une pierre dont la partie
embrassée par la pince, avait quatorze lignes de

diamètre. Pendant la durée de ce traitement, M. Courtois n'a cessé de sortir et de se promener : il n'a gardé le lit que quelques heures après chaque opération.

S'il faut de nouveaux faits pour prouver que l'action des instrumens propres à briser les calculs est par elle-même exempte de danger, j'ajouterai les observations suivantes aux faits déjà cités, et qui offrent des particularités remarquables.

Dans la première, on est parvenu, après deux mois de traitement, à dilater l'urètre au point d'introduire par ce canal des instrumens de plus de cinq lignes de diamètre, et l'on a fait sans danger plusieurs tentatives pour saisir la pierre.

Le docteur Pétiet éprouvait dans les voies urinaires des douleurs qui allaient en augmentant, et qui faisaient soupçonner l'existence d'un corps étranger dans la vessie. Après plusieurs années de souffrances, il vint à Paris au mois de mars 1826; il s'adressa à M. le docteur Amussat, qui lui fit subir un traitement préparatoire de plus de deux mois, et qui chercha à dilater l'urètre par l'introduction de sondes de plus en plus grosses. Il fit ensuite avec son *brise-pierre* plusieurs tentatives pour saisir le calcul ; mais elles furent inutiles, et donnèrent lieu à quelques accidens : appelé alors, je m'as-

surai, par le cathétérisme, qui fut pratiqué
en présence de MM. les docteurs Briot de Be-
sançon, et Brousseaud, que la pierre était volumineuse, et la vessie très-malade ; les testicules étaient légèrement engorgés, le ventre douloureux au toucher, et la fièvre continuelle ;
enfin on ne pouvait penser à l'opération. M. Pétiet attribuait cette augmentation de ses souffrances à la nature et à la longueur du traitement auquel on l'avait soumis. Je crus que
quelques mois de repos devenaient indispensables, et le malade retourna chez lui.

Le second malade sur lequel M. Amussat a essayé l'emploi de ses instrumens, est un
anglais, M. Carpenter, dont l'observation offre
beaucoup d'intérêt. Il avait éprouvé pendant
plusieurs années de violentes coliques néphrétiques, ordinairement suivies de l'expulsion de graviers composés, en apparence, d'acide
urique ; à la suite d'une de ces coliques, il se
forma dans la région rénale du côté gauche
un vaste abcès, dont on fit l'ouverture. Quinze
jours après, le chirurgien qui pansait la plaie vit
qu'il y avait un calcul, cause première de l'abcès ; il en fit l'extraction, et la plaie ne tarda pas
à se cicatriser.

Une autre pierre existait en même temps dans
la vessie ; elle s'y développa promptement.

M. Carpenter se fit tailler à Lisbonne, où ses affaires l'avaient appelé; mais on ne put parvenir à faire l'extraction de la pierre. La cystotomie ne produisit aucun résultat fâcheux; les accidens consécutifs avaient disparu; mais la pierre existait toujours. M. Carpenter se rendit à Londres, où il consulta les chirurgiens les plus distingués; ils l'engagèrent à se faire opérer de nouveau; mais le malade, qui était découragé, préféra continuer de souffrir.

Plus tard, M. Carpenter vint à Paris; je fus consulté. Je trouvai que la vessie contenait une grosse pierre qui me parut friable, et dont une partie faisait saillie dans l'urètre; l'écoulement de l'urine était continuel : sous tout autre rapport, l'état du malade paraissait satisfaisant.

Je fis deux tentatives infructueuses pour saisir la portion de la pierre engagée dans l'urètre. D'après un examen attentif, je crus que ma méthode pouvait être employée avec quelque succès; la pierre était friable; j'espérais parvenir à en détacher des fragmens. La difficulté principale consistait à saisir la partie de la pierre qui se trouvait dans le canal, et l'expérience m'a prouvé que c'était possible. M. Magendie ne partagea pas mon opinion : je cessai de voir le malade.

M. Amussat fut alors appelé : il fit, de concert

avec M. Magendie , des injections dissolvantes. Plus tard il eut recours à des instrumens de son iuvention pour briser la pierre ; tous ces moyens furent inutiles. Le malade ne repartit pas pour l'Angleterre, comme on l'a dit; il s'est soumis au contraire à l'opération de la taille par le haut appareil, et a succombé, le seizième jour, aux suites de cette opération.

On a extrait une pierre *entière et non adhérente*, mais moins volumineuse qu'on ne s'y attendait.

De toutes les objections faites à ma méthode, il n'en est pas qui aient été si souvent reproduites que les obstacles que son application devait rencontrer dans l'urètre ; j'ai prouvé que dans l'état sain ces obtacles n'existaient pas. J'ai dû traiter à part, et avec toute l'étendue que le permettait la nature de cet ouvrage, des rétrécissemens de ce canal. Il était d'autant plus important de donner des développemens sur ce sujet que les coarctations de l'urètre, en s'opposant à la sortie des graviers, peuvent occasioner la pierre, et que ces deux maladies sont souvent prises l'une pour l'autre. On verra que les rétrécissemens de l'urètre ne peuvent être considérés comme un obstacle à l'emploi de ma méthode; car, dans tous les cas, le traitement curatif des rétrécissemens devient traitement préparatoire pour l'application de la lithotritie.

# CHAPITRE X.

### DES RÉTRÉCISSEMENS DE L'URÈTRE.

## *Considérations préliminaires.*

LES praticiens les plus distingués de notre temps ont si bien apprécié l'importance de la maladie connue sous le nom de *Rétrécissement de l'urètre*, qu'ils n'ont cessé de diriger sur elle toute leur attention ; mais on a à regretter que les ouvrages nombreux publiés à ce sujet, n'aient eu ordinairement pour but que de servir de soutien à des vues systématiques ou intéressées.

Il était cependant de la plus haute importance de se dépouiller de tout esprit de parti, et de se rendre compte surtout des avantages et des inconvéniens des procédés opératoires, variés par leur nature, afin de pouvoir se tracer une marche rationnelle dans le traitement de cette maladie.

On ne peut se dissimuler qu'il règne encore sur les coarctations de l'urètre un vague et une incertitude qui nuisent également aux progrès de la science et au bien de l'humanité. La divergénce d'opinions qui existe dans les meilleurs ouvrages, établit d'une manière incontestable cette triste vérité.

Les occasions peu nombreuses de constater par l'autopsie la nature de la maladie, la difficulté et l'impossibilité trop fréquente d'acquérir des connaissances positives à cet égard sur les sujets vivans, expliquent ces théories contradictoires ; on a été conduit d'ailleurs par la différence des résultats et par la nécessité de coordonner la théorie avec l'expérience ; de là ces distinctions mises en avant et soutenues par les uns et combattues par les autres ; de là cette foule de moyens curatifs que l'on a tour à tour proposés, employés et abandonnés.

C'était dans la structure de l'urètre que l'on devait chercher l'explication des diverses espèces de rétrécissemens dont ce canal est le siége.

Mais quelque recommandables que soient les nombreux travaux anatomiques qui ont été faits à ce sujet, il faut cependant avouer qu'ils ont bien faiblement concouru à augmenter nos lumières sur la nature de cette maladie, et à nous donner plus de certitude sur le choix des moyens de guérison. Nous voyons en effet les hommes de l'art les plus remarquables de la France et de l'Angleterre, partager des opinions tout-à-fait opposées. Ce n'est donc que par de nouvelles recherches et par de nouveaux faits de pratique, que l'on peut espérer de voir un jour disparaître cette incertitude.

Les coarctations de l'urètre se présentent sous des aspects différens; on en a distingué plusieurs espèces établies sur les causes, le siége, l'étendue, la durée et la nature de cette maladie. J'indiquerai les deux distinctions suivantes comme étant les plus généralement admises.

### Coarctation spasmodique de l'urètre.

Une cause irritante quelconque peut produire subitement une coarctation de l'urètre; l'émission de l'urine devient alors difficile, douloureuse et souvent impossible.

Il est en général facile de faire disparaître ces espèces de rétrécissemens, que l'on a appelé *inflammatoires*, *dilatables*, etc.; des applications émollientes, des saignées locales, des applications froides, le cathétérisme pratiqué lentement et avec une grosse sonde ou une légère application du caustique, suffisent pour rétablir promptement le cours de l'urine. Le praticien est dirigé dans le choix de ces moyens par l'état du sujet, la cause et l'intensité de la maladie.

Les coarctations spasmodiques sont fré-

quemment produites par des excès dans les plai-
sirs de l'amour. Elles sont telles quelquefois
que l'on éprouve les plus grandes difficultés pour
introduire la sonde ; mais en général, il suffit de
vider la vessie pour que tous les accidens de la
rétention d'urine cessent et ne reparaissent pas.
Le repos, l'abstinence, les bains, les lavemens
émolliens, suffisent pour compléter la guérison.
Parmi les faits nombreux de ce genre que la
pratique m'a fournis, je citerai le suivant :

M. N..., Portugais, âgé de trente ans, avait eu
plusieurs gonorrhées contre lesquelles il n'avait
employé qu'un traitement antiphlogistique; il
avait conservé un léger écoulement qu'augmentait le plus petit écart de régime. Le coït modéré
ne produisait qu'une légère difficulté d'uriner
de quelques heures ; toutes les fois qu'il était répété, surtout lorsqu'il était précédé d'un état
prolongé d'érection, il s'en suivait une rétention
complète d'urine qui a produit deux fois les
symptômes les plus alarmans, qu'a fait cesser le
cathétérisme évacuatif. Depuis que M. N... s'est
abstenu de toute espèce d'excès vénériens, il a
uriné à plein canal.

*Rétrécissemens permanens ou par altération de tissu.*

Ces rétrécissemens proviennent en général
d'une phlegmasie chronique de l'urètre ; ils sont

précédés quelquefois par des coarctations spasmodiques ; mais le plus ordinairement ils se
sont développés d'une manière graduelle et im-
perceptible.

Ils présentent des différences nombreuses qui
dépendent de la figure, de l'étendue, de la situation, du nombre, etc., des points rétrécis
du canal. Souvent on a observé que l'urètre
semble comprimée circulairement par un fil,
*bride circulaire* (1) ; plus rarement le canal se
trouve resserré dans une plus grande étendue,
qui varie depuis deux lignes jusqu'à deux pouces
et même au-delà. Dans quelques cas, ce rétrécissement, au lieu d'être circulaire, est formé aux
dépens de l'une des parois du canal, presque
toujours la paroi inférieure.

C'est ordinairement au bulbe de l'urètre, que
l'on remarque les coarctations ; s'il en existe d'autres, elles se sont formées plus tard à la portion
spongieuse ou au gland.

La blennorrhagie est la cause la plus ordinaire
de ces rétrécissemens. Aux faits nombreux qui
établissent cette vérité, j'ajouterai une observa-

---

(1) Espèce de cloison membraniforme qui divise le
canal en deux parties, lesquelles n'ont qu'une petite
ouverture de communication, située tantôt au centre,
tantôt sur l'un des côtés.

tion sur un point que l'on paraît avoir négligé : c'est que la partie de l'urètre qui est le siége le plus ordinaire des coarctations permanentes, est aussi celle qui est principalement atteinte dans la blennorrhagie cordée, et celle sur laquelle les muscles du périnée agissent plus directement dans l'érection, l'éjaculation, et l'émission de l'urine. Quelle que soit la cause de la phlegmasie qui précède et accompagne le rétrécissement, on a remarqué que la maladie avait d'abord une marche très-lente, et que pouvant même rester stationnaire pendant un temps indéterminé, elle était susceptible de prendre tout à coup un accroissement considérable.

Cette maladie, pour peu qu'elle soit négligée, a les suites les plus graves; la rétention d'urine (1), si elle est complète, le malade doit succomber en peu de temps, à moins que l'art ne parvienne à rétablir promptement le cours de ce fluide; mais la nécessité d'agir promptement, et les grandes difficultés que présente ce point de pratique chirurgicale, ne rendent que trop souvent ses ressources incertaines.

Lorsque le rétrécissement n'est pas complet, l'urine peut être expulsée; mais les efforts sont

_______________

(1) Celle du sperme doit aussi être prise en considération.

tellement grands que la partie de l'urètre située derrière le rétrécissement se dilate, s'enflamme, s'ulcère; l'urine s'infiltre, forme des dépots, et se fraie des routes artificielles. La prostate, la vessie, les uretères, et même les reins, éprouvent des altérations notables; de là, le trouble dans les fonctions digestives : le système nerveux est profondément atteint; un désordre général se manifeste; la fièvre se déclare, et le malade succombe.

Dans quelques cas, l'infiltration de l'urine n'est pas bornée aux tissus du périnée; ce liquide pénètre dans les parties les plus éloignées, et y forme des dépôts considérables qui sont souvent méconnus.

M. F... avait eu deux gonorrhées qui résistèrent pendant long-temps à un traitement méthodique, et donnèrent lieu à un rétrécissement de l'urètre, que le malade négligea pendant plusieurs années, et auquel il laissa prendre un développement considérable; lorsqu'il vint me consulter, il n'urinait que par un petit jet, et souvent goutte à goutte. Je parvins à obtenir l'empreinte du rétrécissement situé à la première courbure de l'urètre; je fis une application du caustique, qui produisit le plus heureux résultat; trois autres applications furent faites avec succès. M. F... se trouvait si bien qu'il crut pouvoir suspendre son traitement pour quelques jours. Un léger écart de régime fit reparaître la difficulté d'uriner ; il se manifesta de la fièvre avec des frissons suivis de sueurs ; des urines rares charriaient des mucosités abondantes ; la langue devint blanchâtre ; il y eut perte d'appétit et de sommeil ; décoloration de la peau, enfin décomposition des traits de la face. Un vaste abcès urineux se forma au périnée, et des douleurs vives se firent sentir à la jambe droite, où s'établit un autre abcès qui en occupait les deux tiers supérieurs. L'ouverture de ces deux abcès ne fut suivie d'aucun soulagement ; la fièvre devint continue, et se compliqua d'accidens nerveux ; des douleurs aiguës se manifestèrent dans les articulations coxo-fémorales, et un nouveau dépôt se forma au genou droit ; on ne l'ouvrit pas : le malade succomba le lendemain ; l'autopsie ne fut pas faite.

Tous les praticiens doivent sentir la nécessité de faire connaître aux malades les suites de cette terrible affection lorsqu'elle est négligée, afin qu'ils ne soient pas victimes d'une funeste temporisation.

Je passe à l'exposé des moyens curatifs.

Le traitement le plus ancien et le plus généralement employé, est celui de la dilatation du rétrécissement que l'on obtient par l'usage des bougies, des sondes, de l'insufflation et des injections. Pendant des siècles, ceux qui s'occupaient spécialement de cette maladie, ont proposé l'usage d'un grand nombre de bougies d'une composition différente, et qui ont joui de cette espèce de vogue que n'ont que trop souvent les remèdes secrets.

Depuis que les rétrécissemens de l'urètre ont fixé l'attention des praticiens éclairés, toutes ces bougies prétendues médicamenteuses, fruit de l'ignorance ou de l'empirisme, ont disparu pour faire place à la bougie simple.

La construction et le mode d'action des bougies sont trop connus pour que je doive m'y arrêter : on sait que c'est, non-seulement par la pression qu'elles exercent sur l'endroit rétréci du canal, mais aussi en ce qu'elles modifient les propriétés vitales de cette partie ; mais leur introduction présente souvent des difficultés insurmontables : il a donc fallu recourir à d'autres moyens. Un corps plus résistant semblait offrir de plus grands avantages pour franchir l'obstacle; on eut recours aux sondes métalliques; mais quelque utiles que soient ces instrumens, on n'a pas tardé à reconnaître qu'ils partageaient l'impuissance des bougies, et que leur emploi, en présentant de grandes difficultés, pouvait causer de graves accidens.

Toutes ces difficultés ont aiguillonné le génie des hommes de l'art, et ils ont imaginé plusieurs moyens pour suppléer à l'insuffisance reconnue des sondes et des bougies. On avait proposé de percer l'obstacle à l'aide d'instrumens ou piquans ou tranchans ; déjà Théodore Mayerne-Turquet, à la fin du seizième siècle, s'était servi d'un instrument piquant pour franchir le rétrécissement ; mais quelque ingénieux que fût ce moyen, la faculté de Paris ne jugea pas à propos d'encourager son auteur : Mayerne-Turquet fut déclaré « indigne d'exercer la médecine, *propter temeritatem, impudentiam et ignorantiam* (1). »

C'est en vain que les successeurs de Turquet et quelques praticiens modernes ont cherché à faire revivre ce procédé ; quelles que soient les précautions que l'on prenne, et avec quelque dextérité que l'on opère, l'introduction dans l'urètre d'instrumens piquans ou tranchans, n'importe la forme, est une opération hasardée qui doit compromettre la vie du malade. Les accidens dont elle peut être suivie, doivent la faire rejeter.

Si les sondes coniques ne partagent pas entièrement la défaveur qui s'attachera toujours aux moyens proposés pour diviser les obstacles situés dans l'urètre, les accidens auxquels

---

(1) Censure du 5 décembre 1603.

elles doivent donner lieu , en restreindront l'usage à des cas peu nombreux.

L'insufflation et l'injection successivement proposées par Jessenius, Trye, Sœmmering, Arnott, etc., ont eu leurs partisans ; mais il est facile de concevoir que de semblables moyens doivent échouer quand d'autres plus héroïques ne produisent aucun résultat.

On avait essayé, à diverses époques, de détruire les rétrécissemens de l'urètre par les escarotiques. Cette méthode avait été employée avec succès ; cependant la majorité des praticiens la repoussait lorsque les travaux de Hunter et ensuite les recherches de Sir E. Home , fixèrent l'attention des hommes de l'art sur ce moyen ; il s'établit dès lors une espèce de lutte entre les deux seuls modes de traitement, la dilatation et la cautérisation ; l'appréciation de ces deux méthodes curatives a été l'objet de mes recherches.

L'usage des escarotiques date du seizième siècle; on les a employés sous différentes formes et de différentes manières ; à la fin, on s'est à peu près arrêté au nitrate d'argent fondu.

Il faut envisager sous deux points de vue l'application du caustique dans l'urètre : 1° son action sur les tissus ; 2° les différentes manières de l'appliquer.

Tous les modes d'action du caustique dans l'urètre ne sont pas connus ; on n'a même à ce sujet que des données incertaines ; on sait seulement qu'il occasione une véritable perte de substance, et l'expérience a prouvé que son action, lors même qu'elle ne s'étend pas à tout le point rétréci du canal, en opère momentanément la dilatation, et rend pour quelques heures l'émission de l'urine plus facile ; mais cette amélioration ne se soutient pas long-temps, et les applications subséquentes n'ont pas le même résultat. La perte de substance produite par la cautérisasion, donne lieu à une cicatrice qui rétrécit nécessairement le canal ; et les obstacles qui en sont la suite causent les plus grandes difficultés dans le traitement ; cet inconvénient a forcé même les partisans les plus zélés de l'emploi du caustique, à compléter la guérison par la dilatation ; mais l'emploi du caustique a quelquefois des résultats fâcheux sans que l'on puisse toujours s'en rendre compte. On lui a vu produire l'oblitération temporaire de la portion attaquée du canal, d'où résulte la rétention complète d'urine et ses accidens consécutifs.

Ajoutons à ces tristes complications d'hémorrhagie souvent inexplicables, ces réapparitions de la maladie, plus terribles qu'auparavant, et les fausses routes qu'on est fréquemment exposé à faire. Ces derniers accidens doivent, suivant moi, être attribués au mode d'application. Je reviendrai sur ce point.

Deux procédés opératoires sont restés dans la pratique chirurgicale, celui dit de Hunter, modifié par Sir E. Home et par M. Petit, et celui de Ducamp. Par le premier, le caustique agit sur le point rétréci de l'urètre d'avant en arrière ; par le second, le rétrécissement est attaqué par sa face interne, et le caustique agit de dedans en dehors.

Le procédé de Hunter, qui avait dès son apparition fait des prosélytes nombreux en Angleterre, tomba graduellement dans le discrédit où il se trouve maintenant ; les modifications de Home et de quelques autres et les faits nombreux de pratique qui ont été publiés, n'ont été que de faibles appuis à ce moyen. Depuis long-temps l'on a trop souvent signalé les inconvéniens et les dangers qui résultent de son emploi, pour que je doive les retracer ici.

En France, la cautérisation de l'urètre était généralement repoussée lorsque M. Petit et ensuite Ducamp, essayèrent de faire disparaître les défectuosités de cette méthode. Ce dernier proposa un procédé qui consiste à obtenir, au moyen d'une substance emplastique, l'empreinte du rétrécissement ; à porter ensuite dans ce point rétréci du canal le caustique solidement fixé, et dont l'action s'étend du centre à la circonférence ; les talens de Ducamp, sa grande habileté en opérant, avaient donné un certain degré de considération à ce procédé ; mais il n'inspire pas aujourd'hui la même confiance.

Un système d'innovation rend souvent exclusif : Ducamp n'avait pas échappé à cet écueil. Il s'était exagéré l'importance de la sonde exploratrice que l'on avait proposée quelques années auparavant, et qu'il a reproduite sous une forme nouvelle et plus avantageuse. Mais elle ne donne pas tous les résultats que l'on espérait ; l'empreinte du rétrécissement ne s'obtient pas toujours, et quand l'obstacle se trouve au-dessous de l'arcade pubienne, ce qui est le plus ordinaire, cette empreinte donne souvent des notions fausses sur le rétrécissement ; on peut donc concevoir comment le praticien est induit en erreur en se guidant d'après des données aussi incertaines ; il doit en résulter les accidens graves, et ils n'ont lieu que trop souvent.

Le porte-caustique de Ducamp n'a pas tous les avantages qu'on lui attribue ; quelque précaution que l'on prenne, il est rare que la tige armée du nitrate d'argent, en sortant du cylindre qui sert de conducteur, pénètre dans le rétrécissement ; lorsqu'il a son siége le plus ordinaire, il agit sur un des points de sa circonférence; l'action du caustique, limitée alors à la partie antérieure du point rétréci, se joint à l'action mécanique qu'exerce l'instrument, et cause de fausses routes.

L'incertitude dans laquelle se trouve le praticien relativement au point sur lequel agit le caustique et la trop grande extension que l'on a donnée à l'usage de ce procédé, produisent chaque jour les résultats les plus fâcheux.

Parmi les faits nombreux qui constatent cette vérité, je citerai les suivans.

M. M*** éprouvait, depuis quelques années, des difficultés d'uriner qui ne se manifestaient qu'à des époques irrégulières; au mois d'avril 1823, le praticien qui fut appelé reconnut l'existence d'un rétrécissement, et mit en usage le procédé de Ducamp. Après les premières applications du caustique, l'état du malade s'était amélioré; mais le traitement ayant été prolongé jusqu'à trente applications, les accidens primitifs reparurent; la difficulté d'uriner devint même plus grande, et la fièvre se déclara : à cette époque je fus appelé.

Je reconnus qu'il n'existait pas de rétrécissement, mais que la portion bulbaire de l'urètre était d'une sensibilité extrême; une sonde flexible, n° 9, fut introduite sans peine jusque dans la vessie : chaque jour je répétai cette opération;

je prescrivis un traitement antiphlogistique ; la guérison fut complète au bout d'un mois.

Le comte de R*** était, depuis longues années, affecté d'une rétention d'urine contre laquelle on avait employé tous les moyens connus jusqu'à l'époque du procédé de Ducamp ; le malade fut alors traité par le caustique ; on en fit plus de trente applications ; un soulagement marqué, mais temporaire, fut obtenu. Après deux mois de traitement, cette amélioration commença à disparaître ; l'émission de l'urine devint plus difficile et plus douloureuse ; il se manifesta un malaise général; la fièvre se déclara, et le malade mourut. L'autopsie fut faite en présence de MM. les docteurs Nauche.

*Autopsie.* Rien de remarquable dans l'habitude extérieure du corps ni dans les deux cavités cérébrale et thoracique; le foie, la rate, les reins, étaient dans l'état naturel; l'intérieur de l'estomac et des intestins offrait quelques points d'une couleur rougeâtre. Par l'insufflation, la vessie prit une capacité assez grande et une forme tout-à-fait extraordinaire ; il se développa à sa circonférence un nombre considérable de poches différentes par leur disposition, et surtout par leur volume : l'une d'elles aurait contenu un œuf de poule. Ce viscère incisé longitudinalement, l'on voyait les orifices de ces poches ou cellules, formées par la membrane muqueuse, à travers les fibres musculaires dont le développement était tel qu'il serait peut-être difficile d'en mieux voir l'ordre et la disposition, tant elles étaient prononcées et bien dessinées derrière la membrane muqueuse ; celles de la face antérieure s'étendaient en faisceaux longitudinaux et aplatis du col au sommet de la vessie ; ces fibres étaient plus développées vers leur partie moyenne qu'aux deux extrémités où elles semblaient se confondre avec les autres tissus. A la face postérieure, la tunique musculeuse était formée de deux plans, l'un extérieur longitudinal et peu développé, l'autre intérieur, beaucoup plus marqué, et dont les fibres, à peu près transversales dans le voisinage de la prostate, décrivaient des courbes d'autant plus grandes qu'on les examinait plus près du sommet de la vessie : les extrémités de ces courbes se confondaient avec le plan longitudinal de la face antérieure. Le plus grand nombre des poches ou cellules qui s'ouvraient sur cette face postérieure étaient contenues, du moins les plus petites, entre ces deux plans musculeux, tandis que les plus grandes faisaient saillie à travers le plan extérieur et même le tissu cellulaire très-abondant et très-serré qu'on rencontrait en cet endroit ; l'orifice de chaque cellule était entouré d'un cercle fibreux d'autant plus marqué que la cellule était elle-même plus grande.

La prostate était dans l'état naturel, à son volume près, qui paraissait légèrement augmenté. L'urètre fut le sujet spécial de nos recherches ; une sonde ordinaire, introduite par son orifice extérieur, pénétra sans peine dans l'étendue de neuf pouces ; là, elle rencontra un obstacle contre lequel on n'exerça aucune pression : la même sonde , introduite par l'orifice vésical de l'urètre , ne pénétra qu'à la profondeur de deux pouces ; on substitua à cette sonde un stylet cylindrique d'une demi-ligne de diamètre, et on l'introduisit par l'orifice vésical; il parcourut l'urètre sans faire éprouver de résistance ; le même stylet, introduit par le méat urinaire, ne dépassa pas le trajet qu'avait parcouru la sonde ; l'urètre fut incisé sur sa surface inférieure jusqu'au bulbe, où commençait la fausse route qui longeait la face inférieure de la portion membraneuse dans une étendue de quinze lignes. La moitié antérieure de ce canal artificiel, était lisse, polie, tandis que la moitié postérieure , formée dans le tissu cellulaire , était inégale.

A la partie supérieure et un peu à droite de l'origine de la fausse route , se trouvait l'orifice antérieur du rétrécissement et la continuation de l'urètre , qui n'était séparé de la fausse route que par une membrane assez mince, mais très-résistante.

On ouvrit par leur face supérieure les portions prostatiques et membraneuses de l'urètre ; la première n'offrait rien de particulier ; la seconde, un peu dilatée vers son milieu, se terminait antérieurement par une diminution progressive de capacité, ce qui constituait le rétrécissement dont la longueur était de neuf lignes et le diamètre de trois quarts de ligne : cette portion du canal ne présentait d'autre différence que la diminution de sa capacité. La membrane muqueuse n'était ni plus ni moins serrée ; on n'y voyait ni bride ni trace d'inflammation ; en un mot, cette diminution de capacité ne présentait rien de morbide.

Il est évident que dans ce cas la mort a été produite par l'action mal dirigée du caustique et par les accidens qu'il avait produits.

Ces faits, auxquels je pourrais en ajouter beaucoup d'autres, prouvent les dangers que j'ai signalés, et qui réclament toute l'attention des praticiens éclairés.

On doit regretter que des hommes ingénieux aient songé dans la solitude de leur cabinet à inventer et à proclamer des moyens que le praticien ne peut admettre; plusieurs auteurs, en France, et surtout en Angleterre, ont proposé différens modes de traitement pour les co-arctations de l'urètre; mais ils ont oublié une circonstance essentielle, c'est qu'il est très-difficile et bien souvent impossible, de faire pénétrer dans le rétrécissement les appareils proposés pour le mesurer et ensuite pour le détruire: il est rigoureusement démontré que dans la majorité des cas, on éprouve de grandes difficultés à traverser les obstacles qui existent dans l'urètre au moyen d'une bougie ou d'une sonde très-petite, même quand elle est conduite par les mains les plus exercées; peut-on croire que le dilatateur à air, au moyen duquel Arnott prétend guérir presque toutes les coarctations de ce canal; que les stylets boulonnés de Bell; que les bougies molles proposées pour mesurer l'étendue du rétrécissement; que les bougies à tête et le porte-caustique de Ducamp; peut-on croire, dis-je, qu'à l'aide de ces moyens, et autres du même genre qui ne réunissent aucune des conditions favorables à l'introduction, on traversera ces rétrécissemens longs et étroits qui n'admettent que difficilement la sonde la plus fine et la mieux dirigée ?

Quand on examine ces brillantes théories que l'expérience repousse, on ne peut que s'étonner de l'assurance avec laquelle quelques auteurs modernes déclarent mesurer avec une précision rigoureuse un rétrécissement qu'ils ne peuvent souvent pas traverser, et assignent l'étendue du point rétréci détruite par chaque cautérisation, tandis que souvent le porte-caustique se fraie une route artificielle.

Les accidens auxquels l'abus du caustique donne si souvent lieu, font un devoir au praticien de déterminer, avec autant de précision que possible, les cas dans lesquels on peut employer ce moyen, et d'indiquer les précautions qui deviennent alors indispensables.

Toutes les fois que le rétrécissement a son siége dans la portion spongieuse de ce canal, on doit y recourir dans le double objet ou de détruire le rétrécissement lorsqu'il est formé par une bride, ou de favoriser la dilatation lorsque le rétrécissement est calleux.

Trop de faits constatent l'utilité du caustique dans ces cas pour qu'elle puisse être contestée. Les différentes manières de l'appliquer peuvent produire d'heureux résultats ; lorsqu'il s'agit d'une bride, un petit nombre d'applications suffisent pour rétablir le cours de l'urine.

M. N***, de Paris, âgé de cinquante-quatre ans, me consulta au mois de mars 1822, pour une rétention d'urine occasionée par plusieurs rétrécissemens de l'urètre. Cette maladie, qui était restée stationnaire pendant plusieurs années, prit tout à coup une marche rapide ; M. N*** n'urinait que goutte à goutte et par de grands efforts. Une petite sonde introduite avec quelque difficulté me fit connaître que le canal était rétréci en trois endroits : derrière le gland , vers le milieu de la portion spongieuse, et à la partie postérieure du bulbe. J'obtins l'empreinte de ces rétrécissemens qui furent détruits par cinq applications du caustique , faites chacune à trois jours de distance ; le traitement fut achevé par l'emploi des sondes.

M. J. J***, de Paris, âgé de trente-cinq ans , avait eu plusieurs gonorrhées qui furent traitées de différentes manières, et donnèrent lieu à des rétrécissemens de l'urètre, dont le développement s'était fait avec beaucoup de lenteur. Lorsque le malade me consulta en 1322, l'urine était expulsée avec beaucoup de difficulté ; déjà quelques accidens s'étaient déclarés ; je m'assurai, au moyen du cathétérisme , qu'il existait deux obstacles, l'un très-petit, à trois pouces du méat urinaire, et l'autre beaucoup plus marqué, au-dessous de l'arcade pubienne ; deux applications furent faites sur le premier rétrécissement ; le second en exigea trois : je recourus ensuite à la dilatation.

Lorsque l'on a à combattre un rétrécissement, long et calleux, un grand nombre d'applications sont souvent nécessaires : le procédé suivant me paraît préférable.

On roule sur de la poudre de nitrate d'argent une bougie fine à un pouce de son extrémité et dans une étendue proportionnée à la longueur de l'obstacle ; cette bougie est introduite au moyen d'un conducteur ; lorsqu'on s'est assuré que son extrémité a traversé l'obstacle, et que le caustique est en contact avec le point rétréci, on la laisse séjourner vingt-cinq secondes.

Parmi les faits qui m'ont prouvé l'utilité de ce procédé, et la nécessité de combiner la cautérisation avec la dilatation pour combattre les rétrécissemens calleux, je citerai le suivant :

M. N*** avait, à trois pouces du méat urinaire, un rétrécissement calleux très-long et très-dur, qui avait résisté pendant long-temps à l'usage des sondes ; j'ai employé alternativement la cautérisation et la dilatation, et je suis enfin parvenu à rétablir le diamètre naturel du canal ; des frictions mercurielles sur le trajet de l'urètre ont contribué à faire résoudre l'engorgement qui s'y était formé.

On peut encore trouver un moyen efficace dans la cautérisation, quand le rétrécissement a son siége le plus ordinaire, c'est-à-dire à la partie postérieure de la portion bulbaire de l'urètre ; mais il est indispensable d'acquérir la certitude que le porte-caustique a pénétré dans le rétrécissement qui ne doit ainsi être attaqué que du centre à la circonférence. J'ai déjà prouvé que les procédés employés jusqu'à présent laissaient le praticien dans l'incertitude , et l'exposaient à se frayer une fausse route.

J'ai cru qu'une partie de ces inconvéniens pouvait disparaître par l'emploi de l'un des deux moyens suivans :

Je coupe une bougie à un pouce de son extrémité ; un porte-caustique dans le genre de ceux de Ducamp, terminé par deux pas de vis de quatre lignes, est reçu dans les deux portions de la bougie ; on introduit cet instrument, représenté pl. I , au moyen d'un conducteur , et le porte-caustique n'en peut sortir sans que l'extrémité de la bougie , longue d'un pouce , ait traversé le rétrécissement ; on a alors la certitude que le caustique n'agit que dans l'obstacle, et du centre à la circonférence. J'ai employé avec succès cet appareil dans plusieurs cas.

M. B***, de Nantes , éprouvait depuis plusieurs années des difficultés à uriner , produites par des rétrécissemens de l'urètre ; la maladie ayant été méconnue, elle fut traitée de différentes manières. Le malade vint à Paris ; je m'assurai qu'il existait un léger rétrécissement à trois pouces du méat urinaire ; deux cautérisations avec les instrumens de Ducamp le firent disparaître. Par l'introduction de la sonde exploratrice, je reconnus qu'il existait un autre rétrécissement au-dessous de l'arcade des pubis ; je me servis d'abord des mêmes moyens ; trois cautérisations donnèrent des espérances ; mais l'état du malade resta alors stationnaire, et ensuite il empira : l'empreinte du rétrécissement, obtenue au moyen de la sonde exploratrice, m'avertit que le porte-caustique se frayait une fausse route ; le moyen que je viens de décrire fut alors employé. Je parvins à faire traverser le rétrécissement à la portion de bougie située au-devant du porte-caustique, et j'obtins la certitude que la cautérisation était faite dans le point rétréci. Cinq autres applications par le même procédé, et de plus en plus faciles, suffirent pour détruire l'obstacle, et pour permettre l'entrée d'une sonde flexible, n° 9 : la guérison fut terminée par la dilatation.

Dans quelques cas, la flexibilité de la bougie en rend l'introduction impossible ; alors je me sers d'un porte-caustique solide, de deux pièces mobiles réunies par un pas de vis de trois lignes : voyez pl. 1 et l'explication. La première, qui porte le caustique, a une ligne de diamètre et quinze lignes de longueur ; la deuxième, légèrement courbée, a le même diamètre et un pouce de longueur; dans quelques cas où l'instrument dont j'ai parlé en premier lieu n'avait pu pénétrer, j'ai employé ce dernier avec succès.

M. M., âgé de trente-six ans, avait eu deux gonorrhées; la première, qui existait depuis plusieurs années, n'était pas entièrement guérie lorsqu'il contracta la deuxième, pour laquelle il fut convenablement traité; cependant il continua d'éprouver de la gêne, des cuissons et des douleurs en urinant; enfin, il ne put rendre ses urines que goutte à goutte. Au mois de février 1826, un chirurgien fit des tentatives infructueuses pour introduire la sonde; il en résulta des accidens graves qui ont persisté durant deux mois.

Le 6 août suivant, la rétention d'urine augmenta; je fus appelé. A quatre pouces du méat urinaire, il existait un obstacle formé aux dépens de la face inférieure de l'urètre. J'en pris l'empreinte et fis une légère cautérisation, qui eut de bons effets; l'escarre fut expulsée le lendemain.

Le 9, je m'assurai, par une nouvelle exploration, qu'il existait un autre obstacle au-dessous de l'arcade des pubis; je ne pus introduire ma *bougie-porte-caustique*. Le porte-caustique solide pénétra assez facilement; deux cautérisations, faites chacune à trois jours de distance, suffirent pour détruire le rétrécissement formé par une bride. La guérison fut achevée par l'emploi des bougies et des sondes flexibles. M. M. ne les gardait que dix minutes chaque fois.

La guérison était complète après quinze jours de ce traitement.

Je sais que ces instrumens ainsi que les autres du même genre, ne suffisent pas pour traverser quelques rétrécissemens; mais dès qu'ils peuvent être employés, on acquiert la certitude que le caustique est appliqué à la face interne de la coarctation, et l'on évite toujours de faire des fausses routes.

Quand il y a de trop grandes difficultés à l'introduction de ces instrumens, il faut recourir au cathétérisme avec une algalie très-fine, ou se frayer une route par l'action du caustique, d'après la méthode de Hunter. Je me sers alors avec avantage d'un instrument que j'ai fait connaître il y a quelques années, et qui est représenté planche I. Le caustique y est solidement fixé dans une espèce de porte-crayon et au moyen d'une vis placée à l'extrémité d'une bougie. Le porte-caustique est introduit par un conducteur qui met la partie de l'urètre antérieure à l'obstacle, à l'abri de l'action du nitrate d'argent.

Les données que l'on peut acquérir par la

sonde exploratrice et par l'expérience, présentent de grandes probabilités que l'on peut diriger le caustique sur l'ouverture antérieure du rétrécissement. Cependant on doit difficilement se résoudre à l'employer pour se créer une route ; il est plus sage de recourir au cathétérisme, soit que l'on se décide à faire plus tard usage du caustique, soit que l'on veuille combattre le rétrécissement par la seule dilatation.

Quelque difficile que soit l'emploi du cathétérisme dans ces cas, un praticien exercé parviendra, par sa persévérance, à faire pénétrer une petite sonde sans produire ni douleurs vives ni lésions fâcheuses.

Les deux observations suivantes ont un rapport direct avec ce que je viens de dire.

M. C., de Paris, avait depuis long-temps une rétention d'urine, produite par des rétrécissemens de l'urètre ; les bougies et les sondes furent tour à tour employées sans succès ; les urines sortaient continuellement par un jet filiforme, ou goutte à goutte, et à la suite de grands efforts ; le malade était dans cet état depuis plusieurs années, lorsque je fus appelé au commencement de 1825.

Un premier obstacle, situé à trois pouces du méat urinaire, s'opposa à l'introduction de la sonde exploratrice ; j'en pris l'empreinte ; deux cautérisations ont suffi pour le détruire complétement.

Un second rétrécissement, beaucoup plus considérable, fut reconnu à la partie de l'urètre qui se trouve au-dessous de l'arcade du pubis : j'essayai à plusieurs reprises d'en prendre l'empreinte ; malgré quelques modifications du procédé opératoire et de la composition de la substance emplastique , je ne fus pas assez heureux pour l'obtenir d'une manière satisfaisante ; plusieurs applications légères du caustique furent faites ; mais il n'y eut d'autre résultat qu'une amélioration momentanée dans l'expulsion de l'urine.

Les nombreux essais que l'on avait tentés infructueusement pour traverser ce rétrécissement avec la sonde , ne me laissaient que peu d'espoir de succès ; le malade souffrait extraordinairement : besoins pressans et continuels d'urines , impossibilité de les satisfaire autrement que goutte à goutte ; perte d'appétit, absence de sommeil ; fièvre intense et continue , tels étaient les symptômes qui exigeaient impérieusement le cathétérisme.

Au moyen d'une sonde en or d'une ligne et un tiers de diamètre , je réussis, après un quart d'heure de tentatives, à vaincre cet obstacle ; la vessie fut vidée, la sonde laissée à demeure, et tous les accidens disparurent : le surlendemain une sonde de gomme élastique fut substituée à l'algalie; tout promettait un succès prompt, lorsque, vers le dixième jour, M. C. fut forcé de sortir et de se livrer à des occupations fatigantes ; il se déclara un engorgement du testicule gauche, qui fit suspendre l'usage des sondes ; cette dernière affection s'est dissipée et le corps des urines s'est maintenu de manière à permettre au malade de vaquer à ses occupations commerciales ; il n'a éprouvé, dans l'espace de dix-huit mois, que deux fois le besoin d'introduire une sonde.

M. M... eut, en 1809, une rétention d'urine occasionée par des rétrécissemens de l'urètre que le malade attribuait à l'usage d'injections astringentes. Ces rétrécissemens avaient fait en peu de temps des progrès rapides. Un praticien distingué de l'Angleterre, où le malade se trouvait alors, fit pendant plusieurs jours des essais réitérés pour introduire une sonde. A la fin il eut recours au caustique, dont il fit plus de trente applications d'après la méthode de Hunter. On employa ensuite les bougies pour achever la guérison. M. M... se trouva mieux ; cependant il lui était resté un petit écoulement, qu'augmentaient les excès de table et de coït.

Quelque temps après, le jet de l'urine devint successivement petit, fourchu et en spirale ; M. M... eut recours aux bougies, et la maladie resta stationnaire jusqu'en 1820 : à cette époque il s'était formé au périnée une tumeur volumineuse ; les urines ne coulaient que goutte à goutte : la fièvre se déclara ; le malade consulta le professeur Dubois, qui fit l'ouverture d'un abcès urineux auquel succéda une fistule : diverses tentatives furent faites pour introduire les bougies ou sondes ; on n'obtint aucun résultat. L'urine, dont la plus grande partie sortait par la fistule, s'infiltra dans le tissu cellulaire du périnée, et donna lieu à de nouveaux abcès. Lorsque je vis le malade le 21 mars 1822, l'infiltration avait envahi tout le périnée ; on sentait de la fluctuation derrière le testicule du côté gauche, et la tubérosité de l'ischion du côté opposé.

La fièvre était intense et continuelle, et le malade dans un état de maigreur extrême ; on ne pouvait songer pour le moment à pratiquer le cathétérisme. J'ai dû me borner à faire l'ouverture des abcès, et à employer des moyens généraux. Les accidens se calmèrent, des tentatives nombreuses avaient déjà été faites sans succès ; cependant je crus qu'il était de mon devoir d'essayer encore une fois d'introduire une sonde. Le premier obstacle qui se présenta était à peu de distance du méat urinaire ; il fut surmonté avec facilité : vers le milieu de la partie spongieuse l'algalie se trouva arrêtée : j'éprouvai quelques difficultés à franchir cet obstacle ; à la fin j'y parvins ; le malade se crut guéri, parce que dans les tentatives précédentes, l'instrument n'avait pas pénétré aussi avant.

A cinq pouces et demi du méat urinaire, se trouva un nouveau rétrécissement qui offrit des difficultés plus grandes que le précédent. Ce ne fut qu'après des tentatives réitérées que je parvins à faire pénétrer une petite sonde légèrement courbée dans la partie membraneuse de l'urètre, qui, par sa dilatation extraordinaire , aurait pu être prise pour la vessie elle-même, et d'autant plus qu'il sortit un peu d'urine sanguinolente ; j'introduisis le doigt dans le rectum pour diriger l'extrémité de la sonde, et lui faire traverser la portion prostatique de l'urètre qui se trouvait très-courbée à cause d'un engorgement de la prostate.

Enfin , la sonde pénétra dans la vessie. Il s'était formé un abcès entre la prostate et le rectum : un stylet boutonné , introduit par la première fistule , pénétra dans l'urètre et dans le foyer purulent. La présence de l'algalie dans ce canal fatigua M. M...; il la retira pendant la nuit ; mais l'écoulement de l'urine ayant cessé , il fallut recourir de nouveau au cathétérisme : je ne rencontrai pas les mêmes difficultés que la veille. Le lendemain, je pus remplacer l'algalie par une sonde de gomme élastique (1). Par la suite, on a substitué à cette dernière d'autres sondes de plus en plus grosses. Ce traitement a été continué pendant trois mois.

Dans les premiers jours l'infiltration d'urine, qui avait eu lieu dans le tissu cellulaire pelvien, occasiona plusieurs abcès dont je fis l'ouverture sur-le-champ; il n'y eut ensuite aucune fistule; le plus grand de ces abcès s'ouvrit dans

---

(1) Les inconvéniens graves et même les dangers qui résultent du séjour prolongé des algalies dans l'urètre, font sentir la nécessité de leur substituer promptement des sondes de gomme élastique; mais l'on connaît toutes les difficultés qui accompagnent l'introduction des sondes flexibles lorsque le rétrécissement est considérable. Je me suis servi quelquefois avec avantage du procédé suivant. Je fais pratiquer à l'extrémité des sondes et des algalies un très-petit trou pour recevoir un conducteur; c'est un fil métallique d'environ vingt-sept pouces de longueur, et dont les extrémités sont arrondies. Aussitôt que la première irritation, produite par le cathétérisme, est passée, on introduit une extrémité du conducteur dans l'algalie. Une marque fait connaître le point où son introduction doit être bornée; on retire l'algalie en laissant le conducteur dans l'urètre. Il facilite l'introduction de la sonde flexible; il suffit de la faire tourner entre ses doigts, et de tenir le conducteur immobile.

le rectum ; en trois jours, le malade rendit plus de deux pintes d'une matière purulente.

Dès ce moment la santé de M. M... s'améliora , et ses forces se rétablirent par degrés ; il ne lui resta d'autre incommodité que son ancienne fistule qu'il a préféré garder à se soumettre à un traitement convenable.

Lorsque le traitement par les sondes fut terminé, je fis quelques applications de caustique, pour combattre des callosités qui existaient aux anciens rétrécissemens, et pour prévenir le retour de la maladie.

Dans les cas difficiles , le cathétérisme exige beaucoup de prudence et de dextérité; en général, on sonde trop vite, et l'on est toujours porté à employer la force ; il peut en résulter les accidens les plus graves. Les auteurs rapportent un grand nombre de faits qui prouvent que la sonde, au lieu d'entrer dans la vessie, perce l'urètre et pénètre dans le rectum, dans le tissu cellulaire voisin et quelquefois dans la cavité abdominale ; dans quelques cas , elle a pénétré dans la vessie après avoir percé l'urètre en deux endroits , ou l'urètre en un seul, et la vessie dans une partie voisine de son col. La pratique ne fournit que trop souvent des faits aussi déplorables ; je me bornerai à citer le suivant :

M. C... eut au mois de février 1822, une rétention complète d'urine, causée par les rétrécissemens de l'urètre ; après des tentatives répétées pour introduire l'algalie, on jugea qu'il valait mieux s'exposer à faire une fausse route en pratiquant le cathétérisme forcé que de recourir à la ponction de la vessie. La sonde perça l'urètre au bulbe et on s'assura par l'introduction du doigt dans le rectum que cet instrument y avait pénétré. L'opération fut continuée, et à la fin la sonde arriva dans la vessie. Le malade se trouva soulagé momentanément ; mais les accidens reparurent, et je fus appelé. Une fièvre lente, un amaigrissement rapide, et les douleurs permanentes dans le petit bassin, semblaient indiquer l'existence d'un désordre considérable. Le malade mourut peu de temps après ; à l'autopsie, on trouva un vaste abcès occupant une grande partie de l'excavation pelvienne.

Dans le traitement des coarctations de l'urètre, il s'était glissé des abus graves qui étaient consacrés par un ancien usage ; on laissait pendant des mois dans le canal des sondes qu'on changeait tous les huit jours, et dont la présence ne manquait presque jamais de causer des accidens fâcheux. Il a été reconnu depuis quelques années, que la dilatation nécessaire de l'urètre peut s'obtenir par une application de la sonde de courte durée , mais répétée souvent, et que cette introduction devient de moins en moins douloureuse; dans les cas ordinaires , je me borne à introduire tous les jours ou tous les deux jours, suivant l'état d'irritabilité du malade, des sondes flexibles et de plus en plus grosses, que je ne laisse séjourner dans l'urètre que dix minutes chaque fois; ordinairement un mois ou six semaines, suffisent pour dilater le rétrécissement, tandis que par l'ancienne méthode, le malade aurait été condamné à porter continuellement une sonde pendant plusieurs mois.

Il faut observer en outre que les malades qui ne peuvent supporter des sondes à demeure les portent assez facilement pendant dix minutes; j'ai vu un grand nombre de cas de ce genre.

La dilatation ni la cautérisation ne doivent être employées lorsque le rétrécissement a son siége au méat urinaire; on doit recourir à l'incision; je me sers d'un petit instrument que j'appelle *urétrotome*, et dont la lame cachée soustrait le malade à la frayeur d'une opération qui est par elle-même si peu douloureuse que bien souvent il n'en est averti que par le petit écoulement de sang qui en résulte.

La combinaison raisonnée des divers moyens curatifs que je viens de passer en revue, suffit presque toujours pour faire cesser les accidens de la rétention d'urine, et pour rétablir le diamètre naturel de l'urètre.

FIN.

# TABLE

## DES MATIÈRES.

---



FIN DE LA TABLE.

www.ingramcontent.com/pod-product-compliance
Lightning Source LLC
LaVergne TN
LVHW021224170726
843501LV00003B/654